简单精准取穴大图册

郭长青 主编

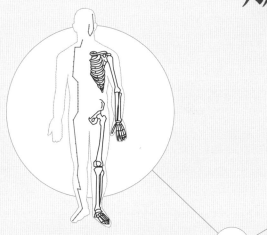

中国健康传媒集团
中国医药科技出版社

图书在版编目（CIP）数据

简单精准取穴大图册 / 郭长青主编 . — 北京：中国医药科技出版社，2024.4
ISBN 978-7-5214-4540-4

Ⅰ．①简…　Ⅱ．①郭…　Ⅲ．①穴位—图解　Ⅳ．① R224.4

中国国家版本馆 CIP 数据核字（2024）第 061235 号

美术编辑　陈君杞
版式设计　也　在

出版　**中国健康传媒集团** ｜ 中国医药科技出版社
地址　北京市海淀区文慧园北路甲 22 号
邮编　100082
电话　发行：010-62227427　邮购：010-62236938
网址　www.cmstp.com
规格　710×1000 mm $^1/_{16}$
印张　12 $^1/_4$
字数　206 千字
版次　2024 年 4 月第 1 版
印次　2024 年 4 月第 1 次印刷
印刷　北京金康利印刷有限公司
经销　全国各地新华书店
书号　ISBN 978-7-5214-4540-4
定价　**35.00 元**

获取新书信息、投稿、
为图书纠错，请扫码
联系我们。

内容提要

　　本书为经络穴位的标准图册，每条经络分别在真人图、骨骼图、肌肉图上标注，使找穴更快速、取穴更精准。书中详细介绍了十四经脉的定位取穴、功能主治、自我保健按摩的内容，同时在图中标注出快速取穴的方法。并针对日常生活中的常见病症给出了取穴建议。本书采用超大字号、高清大图的设计，让读者对经络穴位一目了然，易学速查。

前言

本书收纳十四经所属 361 个特效穴位的取用之法，对每一个穴位的精准定位、功能主治、自我保健都做了详细介绍，即使是对中医经络穴位一概不知的你，也能拿来就用，迅速用会。一书在手，不仅自己用得到，还能惠及家人和朋友。

与其他取穴图书不同的是，本书不仅介绍了简便的取穴技巧，还配有相关图示，可以让您轻松准确地找到穴位。本书内容涵盖：

（1）常见病治疗取穴，以表格形式总结归纳常见病的取穴、配穴，方便速查。

（2）十四经脉、穴位、经脉循行、经穴歌诀。归纳各经穴位的主治概要、刺灸要点、自我保健方法；详解每个穴位的定位和主治。

（3）每个穴位不仅配有准确的骨骼定位图，还附有真人图片，方便读者一一对照，达到轻松学、准确用的目的。

（4）穴位笔画索引，提示每个穴位的彩图、文字所在页码，方便查询。

为提升阅读感受，本书采用大字号，大图片，清晰明确，一目了然。无论您是有专业基础的医学工作者，还是中医爱好者，相信本书对每个穴位的精细讲解，都会使您受益匪浅。

编者

2024 年 3 月

目录

常见病对症取穴速查

病症	取穴	病症	取穴
感冒	大椎、外关、列缺	支气管炎	天突、尺泽、丰隆
哮喘	内关、定喘、天突	盗汗	大椎、合谷
心律不齐	内关、通里、少府	高血压	曲池、印堂、足三里
贫血	大椎、肝俞、足三里	呃逆	攒竹、天突、内关
胃下垂	中脘、足三里	腹痛	内关、气海、阴陵泉、足三里
腹泻	脾俞、足三里	慢性胃炎	中脘、足三里、内关、阳陵泉
消化性溃疡	中脘、足三里、胃俞	便秘	支沟、照海
婴幼儿腹泻	身柱、大椎、肺俞	小儿遗尿	关元、命门、足三里
尿频	中极、太溪、三阴交	遗精	关元、三阴交、志室
阳痿	肾俞、关元、命门	早泄	肾俞、关元、命门、气海、三阴交
风湿性关节炎	肾俞、关元、大椎、曲池、外关、后溪、合谷、八邪	糖尿病	肺俞、脾俞、肾俞、胃俞、足三里、三阴交
痛风	三阴交、太溪、足三里	肥胖	梁丘、公孙、复溜
头痛	上星、头维、攒竹	三叉神经痛	鱼腰、四白、下关
坐骨神经痛	环跳、承山、秩边、肾俞	月经不调	关元、三阴交、血海
神经衰弱	神门、内关、三阴交	附件炎	关元、子宫、血海、三阴交
癫痫	长强、腰奇、人中	妊娠呕吐	中脘、幽门、足三里、阴陵泉、丰隆
痛经	中极、三阴交、次髎	乳腺炎	足三里、肩井、梁丘、期门
盆腔炎	带脉、阴陵泉、行间、隐白	胆石症	胆囊、胆俞、期门、中脘、阳陵泉
更年期综合征	内关、神门、百会、三阴交	颈淋巴结结核	肘尖、天井、颈百劳
乳汁不足	乳根、膻中、少泽	甲状腺肿	天突、翳风、合谷

取穴速查

腧穴定位

肺经

大肠经

胃经

脾经

心经

小肠经

膀胱经

肾经

心包经

三焦经

胆经

肝经

督脉

任脉

病症	取穴	病症	取穴
胆囊炎	肝俞、胆俞、阳陵泉、太冲	泌尿系结石	肾俞、膀胱俞、三阴交
痔疮	长强、会阳、承山	前列腺炎	秩边、气海、关元、中极、三阴交
前列腺增生	中髎、足三里、三阴交	颈椎病	大椎、合谷、曲池
落枕	大椎、后溪、悬钟	腰扭伤	肩俞、委中
腰椎间盘突出症	夹脊、督脉、悬钟、阳陵泉、风市、环跳	肩周炎	承山、阳陵泉、曲池
腰肌劳损	志室、肾俞、气海俞、大肠俞、关元俞	腕管综合征	大陵、八邪、内关
腱鞘炎	鱼际、阳溪、太渊	斑秃	内关、神门、肝俞、肾俞、风池
小腿抽筋	承山、委中	黄褐斑	阴陵泉、足三里、三阴交
痤疮	风池、四白、曲池、合谷	荨麻疹	曲池、血海、三阴交
湿疹	大椎、血海、三阴交	带状疱疹	肝俞、曲池、合谷
银屑病	曲池、血海、三阴交、夹脊	结膜炎	风池、太阳、睛明、角孙
屈光不正	睛明、承泣、风池	青光眼	风池、瞳子髎、合谷、太溪
夜盲	肝俞、肾俞、睛明、承泣	鼻炎	上星、印堂、迎香、合谷
扁桃体炎	上廉泉、合谷、少商	耳鸣	耳门、翳风、中渚
鼻出血	合谷、上星、迎香、少商	梅尼埃病	百会、内关、太冲、太阳
耳聋	听宫、翳风、外关、风池	口腔炎	劳宫、地仓、曲池
牙痛	太阳、下关、风池、合谷	抽搐	百会、涌泉、内庭、后溪
口腔溃疡	地仓、曲池、足三里	昏迷	人中、十宣、印堂
中暑	人中、百会、印堂	高热	合谷、曲池、人中
休克	素髎、涌泉、内关	肾绞痛	肾俞、阳陵泉
晕厥	人中、合谷、太冲	空调病	神阙、足三里、水分、三阴交、肓俞
胆绞痛	胆囊、胆俞、阳陵泉	烟瘾	耳穴：肺、胃、神门、心、交感
心绞痛	内关、膻中、神门	酒瘾	耳穴：神门、皮质下、心、胃、内分泌

腧穴的定位

常用的定位法，有手指比量法、骨度分寸法和简易取穴法。

一、手指比量法

手指比量法，是一种简易的取穴方法，即按照患者本人手指的长度和宽度为标准来取穴。故这种方法也称"同身寸法"。由于选取的手指不同，节段亦不同，可分为以下几类：

1 横指同身寸法，又称"一夫法"

将食、中、无名、小指相并拢，以中指中节横纹处为准，量取四横指之横向长度，定为 3 寸。此法多用于腹、背部及下肢部的取穴。

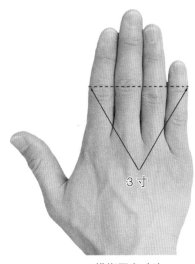

3寸

横指同身寸法

1寸

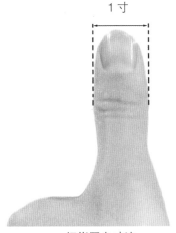

2 拇指同身寸法

将拇指伸直，横置于所取部位之上下，依拇指指间关节的横向长度为 1 寸，来量取穴位。

拇指同身寸法

3

取穴速查 腧穴定位

肺 经

大肠经

胃 经

脾 经

心 经

小肠经

膀胱经

肾 经

心包经

三焦经

胆 经

肝 经

督 脉

任 脉

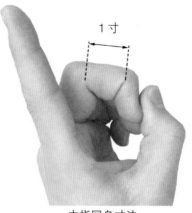

1寸

3 中指同身寸法

将患者的中指屈曲，以中指指端抵在拇指指腹，形成一环状，将食指伸直，显露出中指的桡侧面，取其中节上下两横纹头之间的长度，即为同身之1寸。这种方法较适用于四肢及脊背横量取穴。

中指同身寸法

特别提醒： 手指比量法虽然操作简单，但并不十分准确，最好不用在针灸取穴之时。按摩、拔罐、刮痧等操作对穴位的要求可不必十分精确，可以用此方法取穴。

二、骨度分寸法

骨度分寸法，也称"骨度法"，即以体表骨节为主要标志，折量周身各部的长度和宽度，定出分寸，作为定穴标准的方法。按照这种方法，不论男女、老幼、高矮、胖瘦，折量的分寸都是一样的，从而很好地解决了在不同人身上定穴取穴的难题。

常用骨度表

部位	起止点	折量分寸	度量法	作用
头部	前发际正中至后发际正中	12	直寸	确定头部腧穴的纵向距离
	眉间（印堂）至前发际正中	3	直寸	确定前或后发际及其头部腧穴的纵向距离
	两额角发际（头维）之间	9	横寸	确定头前部腧穴的横向距离
	耳后两乳突（完骨）之间	9	横寸	确定头后部腧穴的横向距离
胸腹胁部	胸骨上窝（天突）至胸剑结合中点（歧骨）	9	直寸	确定胸部任脉穴的纵向距离
	胸剑结合中点（歧骨）至脐中（神阙）	8	直寸	确定上腹部腧穴的纵向距离
	脐中至耻骨联合上缘（曲骨）	5	直寸	确定下腹部腧穴的纵向距离
	两肩胛骨喙突内侧缘之间	12	横寸	确定胸部腧穴的横向距离
	两乳头之间	8	横寸	确定胸腹部腧穴的横向距离

部位	起止点	折量分寸	度量法	作用
背腰部	肩胛骨内侧缘（近脊柱侧）至后正中线	3	横寸	确定背腰部腧穴的横向距离
上肢部	腋前、后纹头至肘横纹（平尺骨鹰嘴）	9	直寸	确定上臂部腧穴的纵向距离
	肘横纹（平尺骨鹰嘴）至腕掌（背）侧远端横纹	12	直寸	确定前臂部腧穴的纵向距离
下肢部	耻骨联合上缘至髌底	18	直寸	确定大腿部腧穴的纵向距离
	髌底至髌尖	2	直寸	
	髌尖（膝中）至内踝尖	15	直寸	确定小腿内侧部腧穴的纵向距离
	胫骨内侧髁下方（阴陵泉）至内踝尖	13	直寸	
	股骨大转子至腘横纹（平髌尖）	19	直寸	确定大腿部前外侧部腧穴的纵向距离
	臀沟至腘横纹	14	直寸	确定大腿后部腧穴的纵向距离
	腘横纹（平髌尖）至外踝尖	16	直寸	确定小腿外侧部腧穴的纵向距离
	内踝尖至足底	3	直寸	确定足内侧腧穴的纵向距离

取穴速查 腧穴定位

肺经
大肠经
胃经
脾经
心经
小肠经
膀胱经
肾经
心包经
三焦经
胆经
肝经
督脉
任脉

取穴速查

腧穴定位

肺经
大肠经
胃经
脾经
心经
小肠经
膀胱经
肾经
心包经
三焦经
胆经
肝经
督脉
任脉

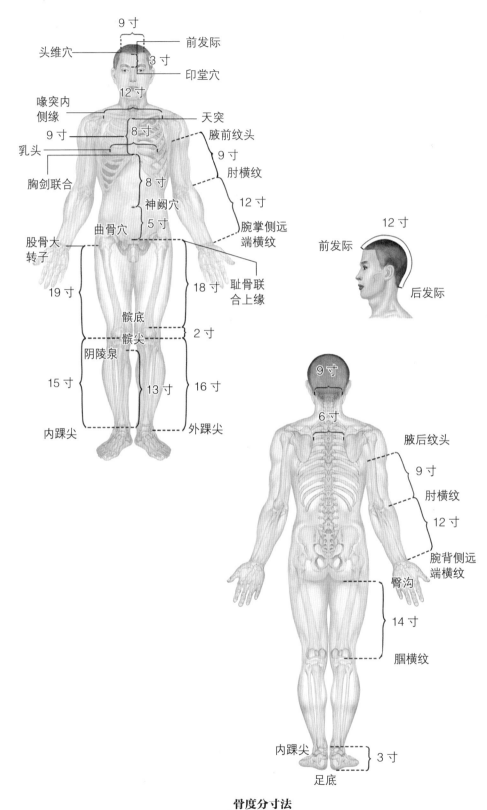

9寸
前发际
头维穴
3寸
印堂穴
喙突内侧缘
12寸
天突
9寸
8寸
腋前纹头
9寸
乳头
肘横纹
胸剑联合
8寸
12寸
神阙穴
5寸
腕掌侧远端横纹
曲骨穴
股骨大转子
18寸
耻骨联合上缘
19寸
髌底
2寸
髌尖
阴陵泉
15寸
13寸
16寸
内踝尖
外踝尖

12寸
前发际
后发际

6寸
9寸
腋后纹头
9寸
肘横纹
12寸
腕背侧远端横纹
臀沟
14寸
腘横纹
内踝尖
3寸
足底

骨度分寸法

三、简易取穴法

简易取穴法，是总结历代医家在临床实践中所积累经验而形成的简便易行的量取穴位的方法。如列缺，患者左右两手的虎口交叉，一手食指压在另一手腕后高骨之正中上方，当食指尖到达处的小凹陷处即为本穴。又如劳宫，半握掌，以中指的指尖切压在掌心的第一节横纹上，就是本穴。再如风市，患者两手臂自然下垂，于股外侧中指尖到达处就是本穴。又如垂肩屈肘，肘尖到达躯干侧面的位置即是章门穴。这些取穴方法虽不十分精确，但由于腧穴并非针尖大的范围，所以完全可以寻找到有较强的感应处，因此是实用的。

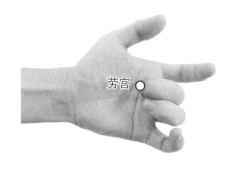

劳宫

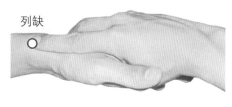

列缺

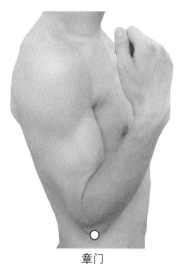

章门

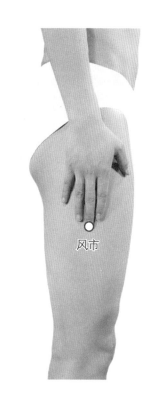

风市

取穴速查
腧穴定位
肺经
大肠经
胃经
脾经
心经
小肠经
膀胱经
肾经
心包经
三焦经
胆经
肝经
督脉
任脉

手太阴肺经

经脉循行

手太阴肺经：起始于中焦胃部，向下联络大肠，回过来沿着胃上口，穿过膈肌，属于肺脏。从肺与气管、喉咙相连处横出腋下向下沿着上臂内侧，下向肘中，再沿前臂内侧桡骨边缘，经大鱼际部，沿其边缘，出大拇指的内侧末端。

它的支脉：从腕后（列缺）走向食指内（桡）侧，出其末端，接手阳明大肠经。

主治病候

主治咽喉、胸、肺部疾病，以及经脉循行位置的病症。如咳嗽，气喘，咳血，伤风，胸部胀满，咽喉肿痛，手臂内侧前缘痛，肩背部寒冷疼痛等。

 经穴歌诀

手太阴肺十一穴，中府云门天府诀，
侠白尺泽孔最存，列缺经渠太渊涉，
鱼际少商如韭叶。（左右共二十二穴）

手太阴肺经图

中府 Zhōngfǔ
云门 Yúnmén
天府 Tiānfǔ
侠白 Xiábái
尺泽 Chǐzé
孔最 Kǒngzuì
列缺 Lièquē
经渠 Jīngqú
太渊 Tàiyuān
鱼际 Yújì
少商 Shàoshāng

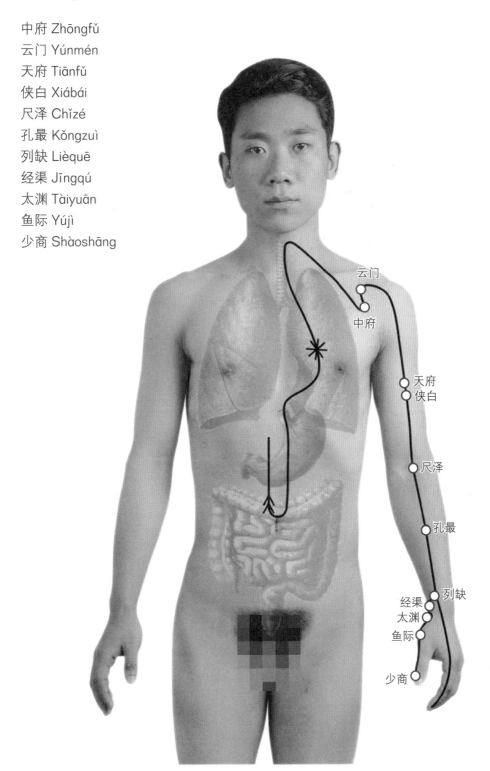

云门
中府
天府
侠白
尺泽
孔最
列缺
经渠
太渊
鱼际
少商

取穴速查
腧穴定位
肺经
大肠经
胃经
脾经
心经
小肠经
膀胱经
肾经
心包经
三焦经
胆经
肝经
督脉
任脉

取穴速查

腧穴定位

肺经

大肠经

胃经

脾经

心经

小肠经

膀胱经

肾经

心包经

三焦经

胆经

肝经

督脉

任脉

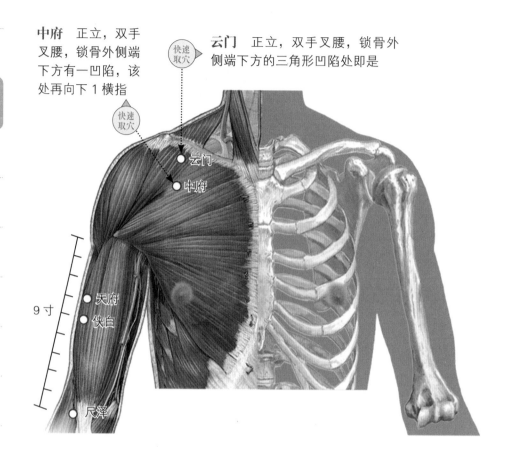

中府 正立，双手叉腰，锁骨外侧端下方有一凹陷，该处再向下1横指

（快速取穴）

云门 正立，双手叉腰，锁骨外侧端下方的三角形凹陷处即是

（快速取穴）

云门

中府

天府

侠白

9寸

尺泽

中府 Zhōngfǔ（肺募穴）

【**精准定位**】在胸部，横平第1肋间隙，锁骨下窝外侧，前正中线旁开6寸。

【**功能**】止咳平喘，清肺泻热，补气健脾。

【**主治**】咳嗽，气喘，胸痛，肩臂痛，支气管炎。

【**自我保健**】指压按摩：拇指指腹按揉中府，先顺时针揉，再逆时针揉，每次1~3分钟。灸法：艾条灸10~20分钟。

云门 Yúnmén

【**精准定位**】在胸部，锁骨下窝凹陷中，肩胛骨喙突内缘，前正中线旁开6寸。

【**功能**】肃肺理气，泻四肢热。

【**主治**】咳嗽，气喘，胸痛，肩痛。

【**自我保健**】指压按摩：拇指指腹按揉云门，先顺时针揉，再逆时针揉，每天坚持，每次1~3分钟。灸法：艾条灸5~15分钟。

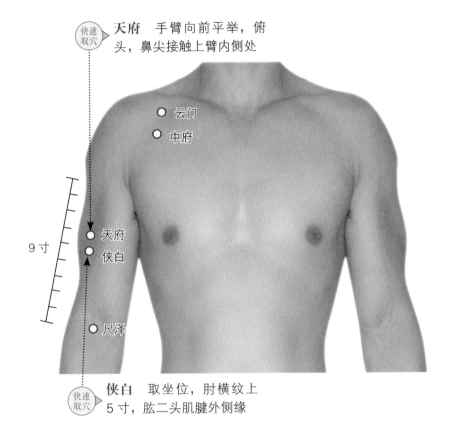

取穴速查
腧穴定位
肺经
大肠经
胃经
脾经
心经
小肠经
膀胱经
肾经
心包经
三焦经
胆经
肝经
督脉
任脉

快速取穴 **天府** 手臂向前平举，俯头，鼻尖接触上臂内侧处

云门

中府

9寸

天府

侠白

尺泽

快速取穴 **侠白** 取坐位，肘横纹上5寸，肱二头肌腱外侧缘

天府 Tiānfǔ

【**精准定位**】在臂前区，腋前纹头下3寸，肱二头肌桡侧缘处。

【**功能**】疏调肺气，镇惊止血。

【**主治**】咳嗽，气喘，健忘，煤气中毒。鼻出血，吐血，肩臂疼痛。

【**自我保健**】指压按摩：经常用拇指指腹按揉，每次1~3分钟。灸法：艾条灸5~10分钟。

侠白 Xiábái

【**精准定位**】在臂前区，腋前纹头下4寸，肱二头肌桡侧缘处。

【**功能**】宣肺理气，宽胸和胃。

【**主治**】咳嗽，气喘，胸闷。上臂内侧神经痛。

【**自我保健**】指压按摩：经常用拇指指腹按揉，每次1~3分钟。灸法：艾条灸5~10分钟。

11

取穴速查

腧穴定位

肺经

大肠经

胃经

脾经

心经

小肠经

膀胱经

肾经

心包经

三焦经

胆经

肝经

督脉

任脉

尺泽 Chǐzé（合穴）

【精准定位】在肘区，肘横纹上，肱二头肌腱桡侧缘凹陷中。

【功能】滋阴润肺，止咳降逆。

【主治】咳嗽，气喘，咽喉肿痛，小儿惊风，吐泻，肘臂痉挛疼痛。

【自我保健】指压按摩：用拇指指腹按揉或用拇指弹拨尺泽处，每次 1~3 分钟。灸法：艾条灸 5~10 分钟。

孔最 Kǒngzuì（郄穴）

【精准定位】前臂前区，腕掌侧远端横纹上 7 寸，尺泽与太渊连线上。

【功能】清热解毒，降逆止血。

【主治】咳嗽，气喘，咯血，失音，咽喉肿痛，痔疮。

【自我保健】指压按摩：经常用拇指指腹按压，每次 1~3 分钟。灸法：艾条灸 10~20 分钟。

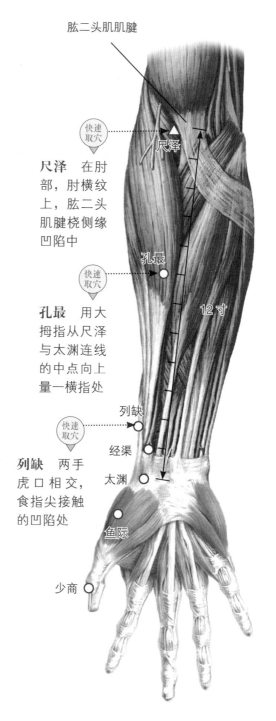

肱二头肌肌腱

快速取穴

尺泽

尺泽 在肘部，肘横纹上，肱二头肌腱桡侧缘凹陷中

孔最

快速取穴

孔最 用大拇指从尺泽与太渊连线的中点向上量一横指处

12 寸

列缺

快速取穴

经渠

列缺 两手虎口相交，食指尖接触的凹陷处

太渊

鱼际

少商

列缺 Lièquē
（络穴，八脉交会穴，通任脉）

【精准定位】前臂，腕掌侧远端横纹上 1.5 寸，拇短伸肌腱与拇长展肌腱之间，拇长展肌腱沟的凹陷中。

【功能】祛风散邪，通调任脉。

【主治】咳嗽，气喘，偏头痛，颈椎病，咽喉痛，手腕无力。

【自我保健】指压按摩：经常用拇指或食指指腹按压，每次 1~3 分钟。灸法：艾条灸 5~10 分钟。

经渠 Jīngqú（经穴）

【精准定位】在前臂前区，腕掌侧远端横纹上 1 寸，桡骨茎突与桡动脉之间。

【功能】宣肺平喘，开胸顺气。

【主治】咳嗽，气喘，咽喉疼痛，胸背痛，手腕痛，气管炎。

【自我保健】指压按摩：拇指与食指并拢，用指腹按揉，每次 3~5 分钟。灸法：艾条灸 5~10 分钟。因靠近桡动脉，不宜瘢痕灸。

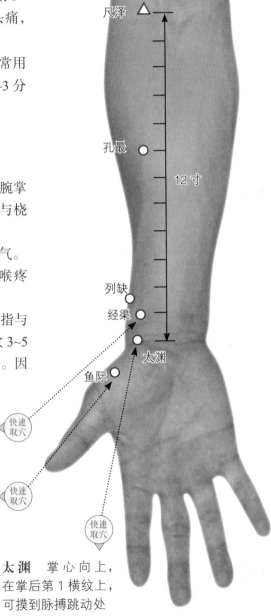

尺泽

孔最

12 寸

列缺

经渠

太渊

鱼际

经渠 伸手，掌心向上，用一手给另一手把脉，中指所在位置

快速取穴

鱼际 一手轻握另一手手背，被握之手弯曲拇指，指尖垂直下按第 1 掌骨中点

快速取穴

快速取穴

太渊 掌心向上，在掌后第 1 横纹上，可摸到脉搏跳动处

取穴速查

腧穴定位

肺经

大肠经

胃经

脾经

心经

小肠经

膀胱经

肾经

心包经

三焦经

胆经

肝经

督脉

任脉

少商　用一手食指、拇指轻握另一手拇指指腹，被握住的拇指伸直，另一手拇指弯曲掐按伸直的拇指甲角边缘处

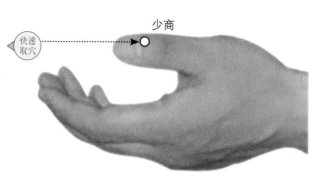

少商

快速取穴

太渊 Tàiyuān（原穴、脉会穴）

【**精准定位**】腕前区，桡骨茎突与舟状骨之间，拇长展肌腱尺侧凹陷中。

【**功能**】止咳化痰，通调血脉，健脾益气。

【**主治**】咳嗽，气喘，咽喉疼痛，失音，胸闷，心痛。头痛，牙痛，口眼歪斜，手腕疼痛无力，呕吐，遗尿，糖尿病。

【**自我保健**】指压按摩：用拇指指甲尖掐按太渊，每次 1~3 分钟。灸法：艾条灸 5~10 分钟，因靠近桡动脉，不宜瘢痕灸。

鱼际 Yújì（荥穴）

【**精准定位**】在手外侧，第一掌骨桡侧中点赤白肉际处。

【**功能**】疏风清热，宣肺利咽。

【**主治**】咳血，扁桃体炎，头痛，乳腺炎，手指痛，心悸，小儿单纯性消化不良。

【**自我保健**】指压按摩：用另一只手的拇指或食指按压鱼际，感觉酸痛最佳，平时也可以经常用两手互搓。灸法：艾条灸 3~5 分钟。

少商 Shàoshāng（井穴）

【**精准定位**】在手指，拇指末节桡侧，指甲根角侧上方 0.1 寸（指寸）。

【**功能**】清热解表，通利咽喉，醒神开窍。

手阳明大肠经

取穴速查
腧穴定位
肺 经
大肠经
胃 经
脾 经
心 经
小肠经
膀胱经
肾 经
心包经
三焦经
胆 经
肝 经
督 脉
任 脉

经脉循行

手阳明大肠经：从食指末端起始（商阳），沿食指内侧向上，进入两筋（拇长伸肌腱和拇短伸肌腱）之间的凹陷处，沿前臂前方，进入肘外侧，再经上臂外侧前边，上肩，沿着肩峰部前边，向上交会于颈部（会大椎），再向下入缺盆，联络肺脏，通过横膈，属于大肠。

它的支脉：从锁骨上窝上行颈旁，通过面颊，进入下齿，出来夹口旁，交于人中后交叉，左边的向右，右边的向左，向上夹鼻孔两旁。

主治病候

本经腧穴主治头面部、五官、咽喉等疾病，热病及经脉循行位置的病症。如腹痛，肠鸣，泄泻，便秘，痢疾，咽喉肿痛，齿痛，鼻流清涕或出血以及本经循行位置疼痛热肿或寒冷等病症。

经穴歌诀

手阳明穴起商阳，二间三间合谷藏，

阳溪偏历温溜长，下廉上廉手三里，

曲池肘髎五里近，臂臑肩髃巨骨当，

天鼎扶突禾髎接，鼻旁五分号迎香。（左右共四十穴）

取穴速查
腧穴定位
肺　经
大肠经
胃　经
脾　经
心　经
小肠经
膀胱经
肾　经
心包经
三焦经
胆　经
肝　经
督　脉
任　脉

手阳明大肠经图

商阳 Shāngyáng
二间 Erjiān
三间 Sānjiān
合谷 Hégǔ
阳溪 Yángxī
偏历 Piānlì
温溜 Wēnliū
下廉 Xiàlián
上廉 Shànglián
手三里 Shǒusānlǐ
曲池 Qūchí
肘髎 Zhǒuliáo
手五里 Shǒuwǔlǐ
臂臑 Bìnào
肩髃 Jiānyú
巨骨 Jùgǔ
天鼎 Tiāndǐng
扶突 Fútū
口禾髎 Kǒuhéliáo
迎香 Yíngxiāng

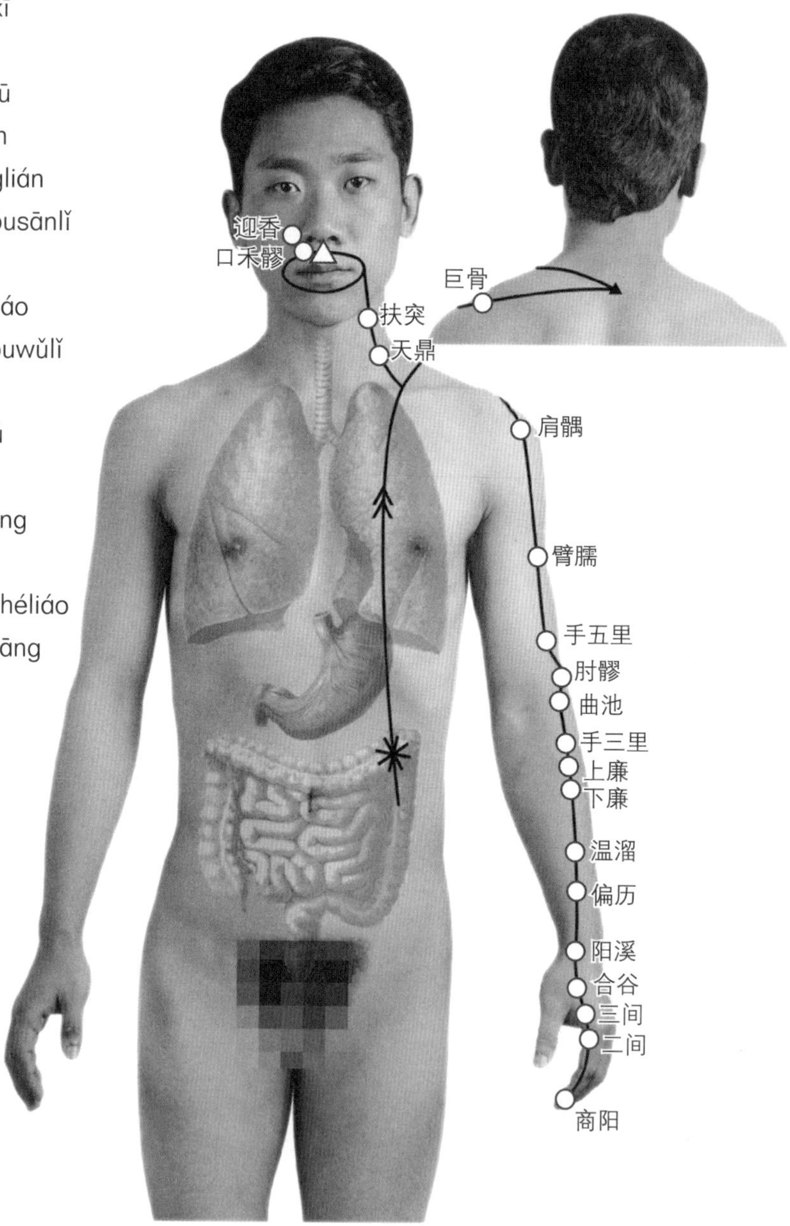

迎香
口禾髎
巨骨
扶突
天鼎
肩髃
臂臑
手五里
肘髎
曲池
手三里
上廉
下廉
温溜
偏历
阳溪
合谷
三间
二间
商阳

商阳 Shāngyáng（井穴）

【精准定位】手指，食指末节桡侧，指甲根角侧上方 0.1 寸（指寸）。

【功能】清热解表，开窍醒神。

【主治】咽喉肿痛，中风昏迷，牙痛。

【自我保健】指压按摩：用拇指指甲尖掐按商阳，每次 1~3 分钟。灸法：艾条灸 5~10 分钟。

二间 Erjiān（荥穴）

【精准定位】手指，第 2 掌指关节桡侧远端赤白肉际处。

【功能】解表清热，通利咽喉。

【主治】目痛，目黄，齿痛口干，口眼歪斜，食指屈伸不利，疼痛，肩背痛。

【自我保健】指压按摩：用拇指指腹揉按二间，每次 1~3 分钟。灸法：艾条灸 5~10 分钟。

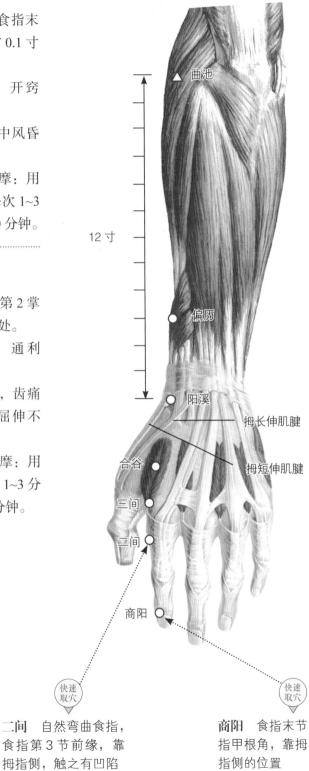

曲池

12 寸

偏历

阳溪

拇长伸肌腱

合谷

拇短伸肌腱

三间

二间

商阳

快速取穴

二间 自然弯曲食指，食指第 3 节前缘，靠拇指侧，触之有凹陷

快速取穴

商阳 食指末节指甲根角，靠拇指侧的位置

取穴速查

腧穴定位

肺经

大肠经

胃经

脾经

心经

小肠经

膀胱经

肾经

心包经

三焦经

胆经

肝经

督脉

任脉

三间 Sānjiān（输穴）

【精准定位】在手指，第2掌指关节桡侧近端凹陷中。

【功能】清泄热邪，止痛利咽。

【主治】眼睑痒痛，咽喉肿痛，齿痛，胸闷，气喘，手指肿痛。

【自我保健】指压按摩：用拇指指腹揉按三间数次，每次 1~3 分钟。灸法：艾条灸 5~10 分钟。

合谷 Hégǔ（原穴）

【精准定位】在手背，第2掌骨桡侧的中点处。

【功能】镇静止痛，通经活络，解表泄热。

【主治】头痛，鼻塞，耳聋耳鸣，咽喉肿痛。口疮，口眼歪斜，便秘，痢疾，月经不调，痛经，闭经，皮肤瘙痒，荨麻疹。

【自我保健】指压按摩：用拇指指腹揉按合谷，出现手掌酸麻并向指端发散最好。灸法：艾条灸 10~20 分钟。

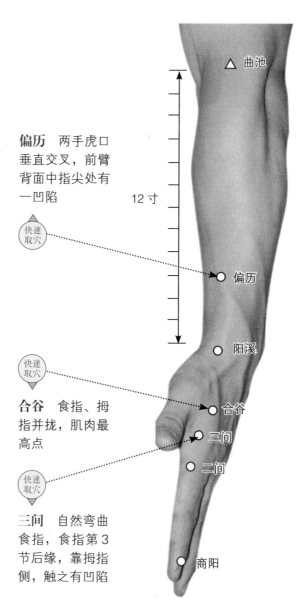

△ 曲池

偏历　两手虎口垂直交叉，前臂背面中指尖处有一凹陷

12 寸

快速取穴

偏历

阳溪

快速取穴

合谷　食指、拇指并拢，肌肉最高点

合谷

三间

快速取穴

二间

三间　自然弯曲食指，食指第3节后缘，靠拇指侧，触之有凹陷

商阳

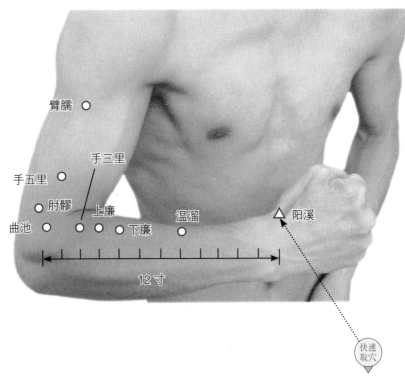

臂臑　○

手三里

手五里　○

肘髎　　○　　上廉

曲池　○　○　○　○　下廉　　温溜 ○　　△ 阳溪

12寸

取穴速查

腧穴定位

肺经

大肠经

胃经

脾经

心经

小肠经

膀胱经

肾经

心包经

三焦经

胆经

肝经

督脉

任脉

快速取穴

阳溪　拇指向上翘起时，手背部出现一个窝，这个窝是拇长伸肌腱和拇短伸肌腱之间的凹陷

阳溪 Yángxī（经穴）

【精准定位】在腕区，腕背侧远端横纹桡侧，桡骨茎突远端，解剖学"鼻烟窝"凹陷中。

【功能】清热散风，舒筋利节。

【主治】头痛，耳聋，耳鸣，齿痛，咽喉肿痛，目赤肿痛。

【自我保健】指压按摩：用拇指指腹揉按阳溪，每次1~3分钟，以局部酸胀为佳。灸法：艾条灸10~20分钟。

偏历 Piānlì（络穴）

【精准定位】在前臂，腕背侧远端横纹上3寸，阳溪与曲池连线上。

【功能】清热利尿，通经活络。

【主治】头痛，目赤肿痛，耳聋，耳鸣，齿痛，咽喉肿痛。

【自我保健】指压按摩：用拇指指腹揉按偏历，每次1~3分钟，以局部酸胀为佳。灸法：艾条灸5~10分钟。

取穴速查

腧穴定位

肺经

大肠经

胃经

脾经

心经

小肠经

膀胱经

肾经

心包经

三焦经

胆经

肝经

督脉

任脉

温溜 Wēnliū（郄穴）

【精准定位】在前臂，腕横纹上5寸，阳溪与曲池连线上。

【功能】理肠胃，清邪热。

【主治】头痛，肩背痛，肠鸣腹痛，癫、狂、痫。

【自我保健】指压按摩：用拇指指腹揉按温溜，每次1~3分钟，以局部酸胀为佳。灸法：艾条灸5~10分钟。

下廉 Xiàlián

【精准定位】前臂，肘横纹下4寸，阳溪与曲池连线上。

【功能】调肠胃，清邪热，通经络。

【主治】腹痛，腹胀，吐泻，手肘肩无力，气喘，乳腺炎。

【自我保健】指压按摩：用拇指指腹揉按下廉，以局部酸胀感并向手臂及手指放散为佳。灸法：艾条灸5~10分钟。

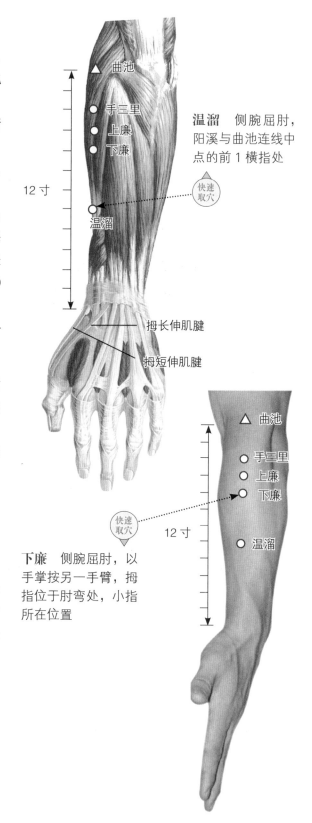

曲池
手三里
上廉
下廉
12寸
温溜

温溜 侧腕屈肘，阳溪与曲池连线中点的前1横指处

快速取穴

拇长伸肌腱

拇短伸肌腱

曲池
手三里
上廉
下廉
温溜
12寸

快速取穴

下廉 侧腕屈肘，以手掌按另一手臂，拇指位于肘弯处，小指所在位置

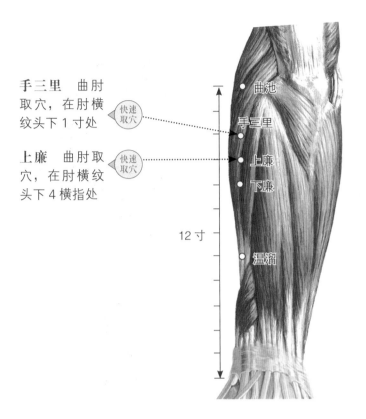

手三里 曲肘
取穴，在肘横
纹头下 1 寸处

快速
取穴

上廉 曲肘取
穴，在肘横纹
头下 4 横指处

快速
取穴

曲池

手三里

上廉

下廉

12 寸

温溜

取穴速查

腧穴定位

肺经

大肠经

胃经

脾经

心经

小肠经

膀胱经

肾经

心包经

三焦经

胆经

肝经

督脉

任脉

上廉 Shànglián

【**精准定位**】前臂，肘横纹下
3 寸，阳溪与曲池连线上。

【**功能**】调肠腑，通经络。

【**主治**】腹痛，腹胀，吐泻，
肠鸣。头痛，眩晕，手臂肩膊
肿痛。

【**自我保健**】指压按摩：用拇
指指腹揉按上廉，以局部酸胀并向
下放散至手为佳。灸法：艾条灸
5~10 分钟。

手三里 Shǒusānlǐ

【**精准定位**】前臂，肘横纹下
2 寸，阳溪与曲池连线上。

【**功能**】通经活络，清热明目，
理气通腑。

【**主治**】腹痛，腹胀，呕吐，
泄泻，齿痛，面颊肿痛，腰痛，肩
臂痛。

【**自我保健**】指压按摩：用拇
指指腹揉按手三里，以局部酸胀沉
重并向手背部扩散为佳。灸法：艾
条灸 10~20 分钟。

取穴速查

腧穴定位

肺经

大肠经

胃经

脾经

心经

小肠经

膀胱经

肾经

心包经

三焦经

胆经

肝经

督脉

任脉

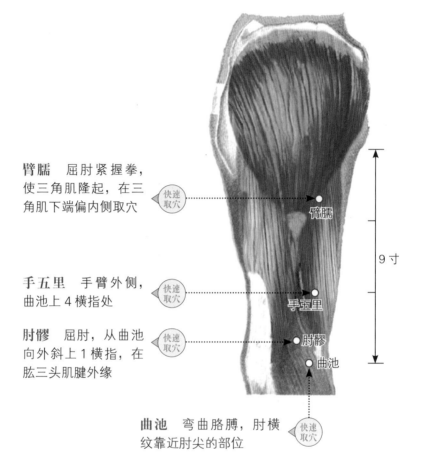

臂臑 屈肘紧握拳，使三角肌隆起，在三角肌下端偏内侧取穴

快速取穴

臂臑

9寸

手五里 手臂外侧，曲池上4横指处

快速取穴

手五里

肘髎 屈肘，从曲池向外斜上1横指，在肱三头肌腱外缘

快速取穴

肘髎

曲池

曲池 弯曲胳膊，肘横纹靠近肘尖的部位

快速取穴

曲池 Qūchí（合穴）

【精准定位】在肘区，尺泽与肱骨外上髁上连线的中点处。

【功能】清热祛风，调和营血，降逆活络。

【主治】咽喉肿痛，咳嗽，气喘。腹痛，齿痛，目赤痛，头痛，高血压。

【自我保健】指压按摩：用拇指指腹按揉或弹拨曲池，每次1~3分钟。灸法：艾条灸5~20分钟。

肘髎 Zhǒuliáo

【精准定位】在肘区，肱骨外上髁上缘，髁上嵴的前缘。

【功能】通经活络。

【主治】肩臂疼痛，上肢麻木，嗜睡。

【自我保健】指压按摩：用拇指指腹揉按肘髎，以局部酸胀，并向前臂或肘部放射为佳。灸法：艾条灸5~20分钟。

手五里 Shǒuwǔlǐ

【定位】在臂部，肘横纹上3寸，曲池与肩连线上。

【功能】理气散结，通经活络。

【主治】胃痛，嗜睡，手臂痛，咳嗽，疟疾。

【刺灸法】指压按摩：用拇指指腹揉按，每次1~3分钟。灸法：艾条灸5~20分钟。

臂臑 Bìnào

【精准定位】在臂部，曲池上7寸，三角肌前缘处。

【功能】清热明目，祛风通络。

【主治】肩臂疼痛，肩周炎。

【自我保健】指压按摩：用指腹揉按，每次1~3分钟。灸法：艾条温灸10~20分钟。

肩髃 Jiānyú

【精准定位】在肩峰前下方，当肩峰与肱骨大结节之间凹陷处。

【功能】通利关节，疏散风热。

【主治】肩臂痛，半身不遂，乳腺炎。

【自我保健】指压按摩：用指腹按压肩髃或用手掌搓揉肩髃，酸胀感可以扩散至肩关节周围。灸法：艾条灸5~15分钟。

巨骨 Jùgǔ

【精准定位】在肩胛区，锁骨肩峰端与肩胛冈之间凹陷中。

【功能】通经活络。

【主治】肩臂痛，半身不遂，吐血，皮炎。

【自我保健】指压按摩：用指腹揉按，每次1~3分钟。灸法：艾条温灸10~20分钟。

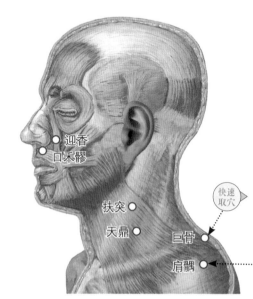

迎香
口禾髎
扶突
天鼎
巨骨
肩髃

巨骨　沿着锁骨向外摸至肩峰端，再找背部肩胛冈，两者之间凹陷处

快速取穴

肩髃　正坐，屈肘抬臂与肩同高，肩关节部出现两个凹窝，肩前呈现的凹陷处即是本穴

快速取穴

取穴速查

腧穴定位

肺经

大肠经

胃经

脾经

心经

小肠经

膀胱经

肾经

心包经

三焦经

胆经

肝经

督脉

任脉

口禾髎 迎香 扶突 天鼎 巨骨 肩髃

扶突 头微侧，可触及一条明显的肌肉，即为胸锁乳突肌。平喉结的胸锁乳突肌中点

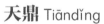

天鼎 扶突与锁骨上窝中央，两者连线中点处

天鼎 Tiāndǐng

【精准定位】在颈部，横平环状软骨，胸锁乳突肌后缘。

【功能】清咽，散结，理气，化痰。

【主治】咳嗽，气喘，咽喉肿痛，梅核气。

【自我保健】指压按摩：用指腹揉按，每次 1~3 分钟，以局部酸胀并向咽喉放散为佳。灸法：艾条灸 5~10 分钟。

扶突 Fútū

【精准定位】在胸锁乳突区，横平喉结，当胸锁乳突肌的前、后缘中间。

【功能】清咽，散结，理气，化痰。

【主治】咳嗽，气喘，咽喉肿痛，呃逆。

【自我保健】指压按摩：用指腹揉按，每次 1~3 分钟，以局部酸胀，向咽喉部放散，出现发紧发胀之感为佳。灸法：艾条灸 5~10 分钟。

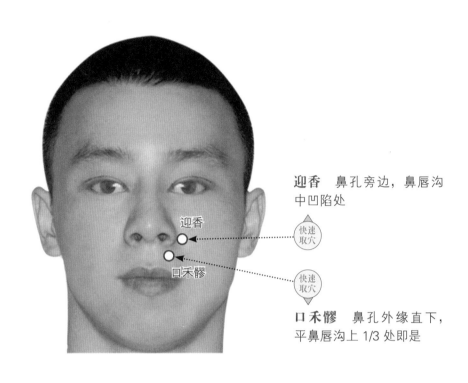

迎香 鼻孔旁边，鼻唇沟中凹陷处

快速取穴

口禾髎 鼻孔外缘直下，平鼻唇沟上 1/3 处即是

快速取穴

迎香

口禾髎

取穴速查
腧穴定位
肺 经
大肠经
胃 经
脾 经
心 经
小肠经
膀胱经
肾 经
心包经
三焦经
胆 经
肝 经
督 脉
任 脉

口禾髎 Kǒuhéliáo

【精准定位】在面部，横平人中沟上 1/3 与下 2/3 交点，鼻孔外缘直下。

【功能】祛风开窍。

【主治】鼻塞流涕，流鼻血，面瘫，面肌痉挛，腮腺炎。

【自我保健】指压按摩：用指腹揉按，每次 1~3 分钟。灸法：艾条灸 5~10 分钟。

迎香 Yíngxiāng

【精准定位】在面部，鼻翼外缘中点，鼻唇沟中。

【功能】通窍祛风，理气止痛。

【主治】鼻塞，不闻香臭，面瘫，面肌痉挛，面痒，便秘。

【自我保健】指压按摩：用指腹揉按，每次 1~3 分钟，局部酸胀感可扩散至鼻部，有时有眼泪流出。灸法：艾条灸 5~10 分钟。

取穴速查
腧穴定位
肺　经
大肠经
胃
经
脾　经
心　经
小肠经
膀胱经
肾　经
心包经
三焦经
胆　经
肝　经
督　脉
任　脉

足阳明胃经

经脉循行

足阳明胃经：从鼻旁开始（迎香），上行到鼻根中，旁边与足太阳经相交（会睛明），向下沿鼻外侧，进入上齿中，回出来环绕口唇，向下交会于颏唇沟，退回来沿下颌出面动脉部，再沿下颌角，上耳前，经颧弓上，沿发际至前额。

它的支脉：从大迎前向下，经颈动脉部，沿喉咙，进入缺盆，通过膈肌，属于胃，络于脾。

外行的主干：从缺盆向下，经乳中，向下夹脐两旁，进入气街（气冲穴）。

它的支脉：从胃口向下，沿着腹内，至腹股沟动脉部与前者会合。由此下行经髋关节前，到股四头肌隆起处，下向膝髌中，沿胫骨外侧，下行足背，进入中趾内侧趾缝，出次趾末端。

它的支脉：从膝下三寸处分出，向下进入中趾外侧趾缝，出中趾末端。

它的支脉：从足背部分出，进大趾趾缝，出大趾末端，接足太阴脾经。

主治病候

本经腧穴主治胃肠病，头面、五官病，神志病及经脉循行所经过部位的病症，如肠鸣腹泻，水肿，胃痛，咽喉肿痛，呕吐，口渴，消谷善饥，鼻衄，热病，癫狂痫以及本经所经过部位的疼痛等病症。

经穴歌诀

四十五穴足阳明，头维下关颊车停，承泣四白巨髎经，地仓大迎对人迎，
水突气舍连缺盆，气户库房屋翳屯，膺窗乳中延乳根，不容承满梁门起，
关门太乙滑肉门，天枢外陵大巨存，水道归来气冲次，髀关伏兔走阴市，
梁丘犊鼻足三里，上巨虚连条口位，下巨虚跳上丰隆，解溪冲阳陷谷中，
内庭厉兑经穴总（左右共九十穴）。

足阳明胃经图

取穴速查
腧穴定位
肺经
大肠经
胃经
脾经
心经
小肠经
膀胱经
肾经
心包经
三焦经
胆经
肝经
督脉
任脉

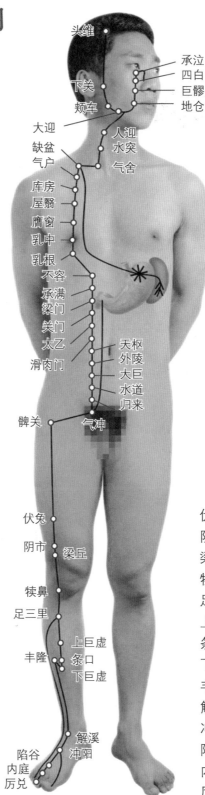

承泣 Chéngqì
四白 Sìbái
巨髎 Jùliáo
地仓 Dìcāng
大迎 Dàyíng
颊车 Jiáchē
下关 Xiàguān
头维 Tóuwéi
人迎 Rényíng
水突 Shuǐtū
气舍 Qìshè
缺盆 Quēpén
气户 Qìhù
库房 Kùfáng
屋翳 Wūyì
膺窗 Yīngchuāng
乳中 Rǔzhōng
乳根 Rǔgēn
不容 Bùróng
承满 Chéngmǎn
梁门 Liángmén
关门 Guānmén
太乙 Tàiyǐ
滑肉门 Huáròumén
天枢 Tiānshū
外陵 Wàilíng
大巨 Dàjù
水道 Shuǐdào
归来 Guīlái
气冲 Qìchōng
髀关 Bìguān

伏兔 Fútù
阴市 Yīnshì
梁丘 liángqiū
犊鼻 Dúbí
足三里 Zúsānlǐ
上巨虚 Shàngjùxū
条口 Tiáokǒu
下巨虚 Xiàjùxū
丰隆 Fēnglóng
解溪 Jiěxī
冲阳 Chōngyáng
陷谷 Xiàngǔ
内庭 Nèitíng
厉兑 Lìduì

27

取穴速查

腧穴定位

肺 经

大肠经

胃 经

脾 经

心 经

小肠经

膀胱经

肾 经

心包经

三焦经

胆 经

肝 经

督 脉

任 脉

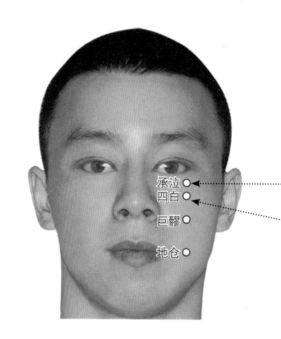

承泣 食指、中指伸直并
拢，中指贴于鼻侧，食指
指尖位于下眼眶边缘处

承泣
四白
巨髎
地仓

快速
取穴

快速
取穴

四白 食指、中指伸直并
拢，中指指腹贴两侧鼻
翼，食指指尖所按处

承泣 Chéngqì

【**精准定位**】面部，眼球与眶
下缘之间，瞳孔直下。

【**功能**】散风清热，明目止泪。

【**主治**】目赤肿痛，迎风流泪，
口眼歪斜。

【**自我保健**】指压按摩：用食
指腹揉按，每次 1~3 分钟。灸法：
艾条温和灸 5~10 分钟。

四白 Sìbái

【**精准定位**】面部，眶下孔处。

【**功能**】祛风明目，通经活络。

【**主治**】目赤痛痒，迎风流泪，
口眼歪斜。

【**自我保健**】指压按摩：用食
指腹揉按，每次 1~3 分钟，以局
部酸胀为最佳。灸法：艾条温和灸
5~10 分钟。

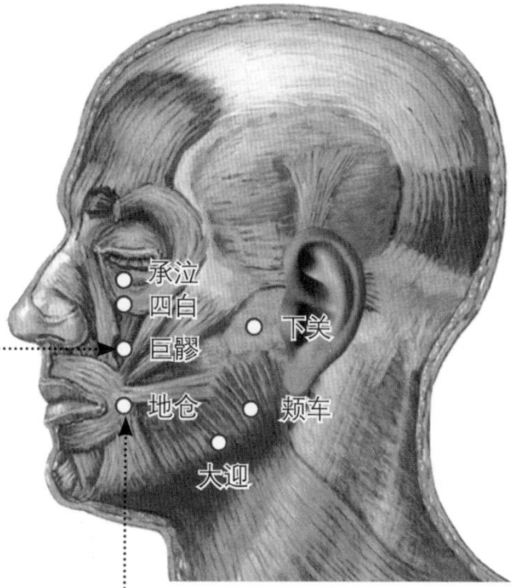

巨髎　直视前方，沿瞳孔
直下垂直线向下，与鼻翼
下缘水平线交点凹陷处

承泣
四白
巨髎
地仓
大迎
下关
颊车

快速取穴

快速取穴

地仓　轻闭口，口角外侧，
上直对瞳孔

巨髎 Jùliáo

【精准定位】面部，横平鼻翼
下缘，瞳孔直下。

【功能】清热息风，明目退翳。

【主治】口眼歪斜，牙痛，唇
颊肿。

【自我保健】指压按摩：用食
指腹揉按巨髎，每次 1~3 分钟。灸
法：艾条灸 5~10 分钟。

地仓 Dìcāng

【精准定位】面部，当口角旁
开 0.4 寸（指寸）。

【功能】祛风止痛，舒筋活络。

【主治】口角歪斜，流涎，牙
痛，面颊肿。

【自我保健】指压按摩：经常
用指腹稍用力按压两侧地仓。灸
法：艾条灸 5~10 分钟。

取穴速查

腧穴定位

肺经

大肠经

胃经

脾经

心经

小肠经

膀胱经

肾经

心包经

三焦经

胆经

肝经

督脉

任脉

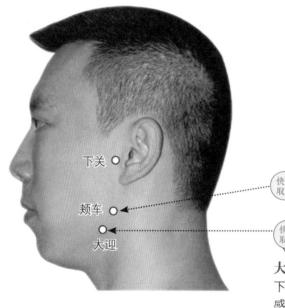

下关

颊车

大迎

颊车 使劲咬牙，隆起的咬肌高点处，按着凹陷处即是

快速取穴

大迎 正坐，闭口咬牙，咬肌前下方有一凹陷，下端按之有搏动感处

快速取穴

大迎 Dàyíng

【精准定位】面部，下颌角前方，咬肌附着部的前缘凹陷中，面动脉搏动处。

【功能】祛风通络，消肿止痛。

【主治】口角歪斜，牙痛，颈痛。

【自我保健】指压按摩：用食指腹揉按大迎。灸法：艾条灸10~20分钟。

颊车 Jiáchē

【精准定位】面部，下颌角前上方一横指（中指）。

【功能】祛风清热，开关通络。

【主治】口眼歪斜，颊肿，齿痛，颈椎病。

【自我保健】指压按摩：经常用手轻轻拍打两侧颊车。灸法：艾条灸10~20分钟。

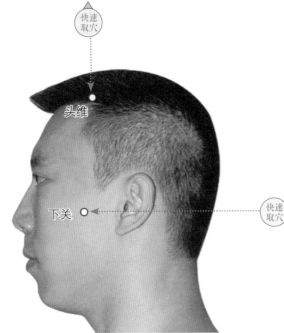

头维　在额头上，距额头角 1 横指处

快速取穴

头维

下关

下关　闭口，食指、中指并拢，食指贴于耳垂旁，中指指腹处即是

快速取穴

下关 Xiàguān

【精准定位】面部，颧弓下缘中央与下颌切迹之间凹陷处。

【功能】消肿止痛、益气聪耳、通关利窍。

【主治】牙齿痛，耳聋，耳鸣，眩晕，中耳炎，聋哑。

【自我保健】指压按摩：用食指指腹揉按下关，每次 1~3 分钟。灸法：艾条灸 10~20 分钟。

头维 Tóuwéi

【精准定位】头部，额角发际直上 0.5 寸，头正中线旁开 4.5 寸处。

【功能】清头明目，止痛镇痉。

【主治】偏正头痛，目痛，迎风流泪，视物不明，呕吐，心胸烦满。

【自我保健】指压按摩：用食指指腹揉按头维，每次 1~3 分钟。灸法：艾条灸 5~10 分钟。

取穴速查

腧穴定位

肺　经

大肠经

胃经

脾　经

心　经

小肠经

膀胱经

肾　经

心包经

三焦经

胆　经

肝　经

督　脉

任　脉

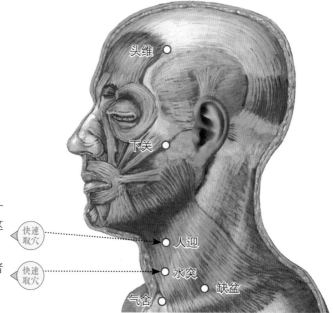

头维

下关

人迎　在喉结旁边一
摸，有动脉在搏动，这
个地方即是

水突　人迎、气舍两者
连线中点

快速取穴

快速取穴

人迎

水突

缺盆

气舍

人迎 Rényíng

【精准定位】颈部，横平喉结，胸锁乳突肌前缘，颈总动脉搏动处。

【功能】利咽散结，理气降逆。

【主治】咽喉肿痛，食欲不振，头痛，眩晕。

【自我保健】指压按摩：经常用拇指指腹按压人迎，每次 1~3 分钟。灸法：艾条灸 5~10 分钟。

水突 Shuǐtū

【精准定位】颈部，横平环状软骨，胸锁乳突肌的前缘。

【功能】清热利咽，降逆平喘。

【主治】咳嗽，咽喉肿痛，呕吐，饮食难下。

【自我保健】指压按摩：经常用拇指指腹按压水突，每次 1~3 分钟。灸法：艾条灸 5~10 分钟。

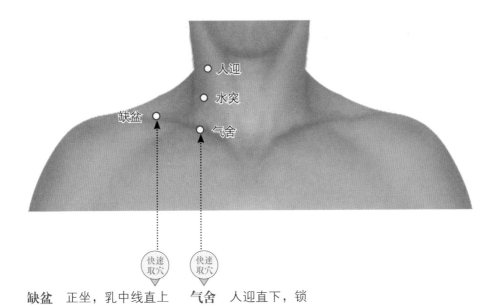

取穴速查
腧穴定位
肺经
大肠经
胃经
脾经
心经
小肠经
膀胱经
肾经
心包经
三焦经
胆经
肝经
督脉
任脉

人迎
水突
缺盆
气舍

快速取穴

快速取穴

缺盆　正坐，乳中线直上锁骨上方有一凹陷，凹陷中点处即是

气舍　人迎直下，锁骨上缘处

气舍 Qìshè

【**精准定位**】胸锁乳突肌区，锁骨上小窝，锁骨胸骨端上缘，胸锁乳突肌的胸骨头与锁骨头中间的凹陷中。

【**功能**】清咽利肺，理气散结。

【**主治**】咳嗽，咽喉肿痛，颈部强痛，吐逆，饮食难下。

【**自我保健**】指压按摩：经常用拇指指腹按压气舍，每次1~3分钟。灸法：艾条灸5~10分钟。

缺盆 Quēpén

【**精准定位**】颈外侧区，锁骨上大窝，锁骨上缘凹陷中，前正中线旁开4寸。

【**功能**】宽胸利膈，止咳平喘。

【**主治**】咳嗽，气喘，咽喉肿痛，肩痛。上肢麻痹，腰痛。

【**自我保健**】指压按摩：用拇指指腹按压缺盆，以局部酸胀，并向上臂放散为佳。灸法：艾条灸5~10分钟。

取穴速查

腧穴定位

肺经

大肠经

胃经

脾经

心经

小肠经

膀胱经

肾经

心包经

三焦经

胆经

肝经

督脉

任脉

气户 正坐仰靠，乳中线与锁骨下缘相交的凹陷中

库房 正坐，从乳头垂直向上推 3 个肋间隙，按压有酸胀感处

屋翳 正坐或仰卧，从乳头垂直向上推 2 个肋间隙，按压有酸胀感处

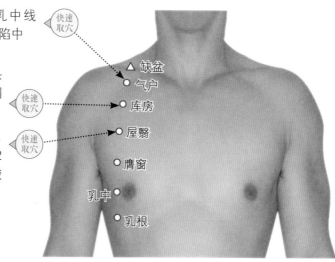

快速取穴

△ 缺盆
○ 气户
○ 库房
○ 屋翳
○ 膺窗
乳中
○ 乳根

气户 Qìhù

【**精准定位**】胸部，锁骨下缘，前正中线旁开 4 寸。

【**功能**】理气宽胸，止咳平喘。

【**主治**】胸背痛，咳嗽，呃逆。

【**自我保健**】指压按摩：用拇指指腹轻轻按压气户，每次 1~3 分钟。灸法：艾条灸 5~10 分钟。

库房 Kùfáng

【**精准定位**】胸部，第 1 肋间隙，前正中线旁开 4 寸。

【**功能**】理气宽胸，清热化痰。

【**主治**】胸胁胀痛，咳嗽喘息。

【**自我保健**】指压按摩：用拇指指腹按压库房，每次 1~3 分钟。灸法：艾条灸 5~10 分钟。

屋翳 Wūyì

【**精准定位**】胸部，第 2 肋间隙，前正中线旁开 4 寸。

【**功能**】止咳化痰，消痈止痒。

【**主治**】咳嗽，气喘，乳腺炎。

【**自我保健**】指压按摩：用拇指指腹按压屋翳，每次 1~3 分钟。灸法：艾条灸 5~10 分钟。

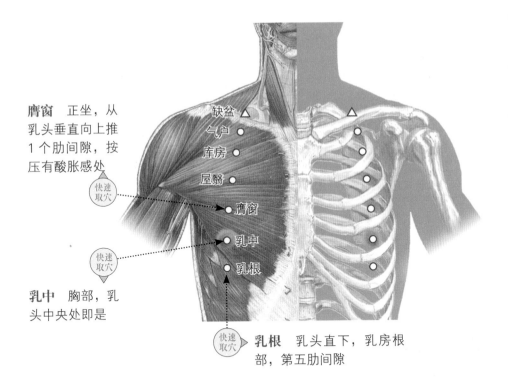

膺窗　正坐，从乳头垂直向上推1个肋间隙，按压有酸胀感处

缺盆 △
气户
库房
屋翳
膺窗
乳中
乳根

快速取穴

快速取穴

乳中　胸部，乳头中央处即是

快速取穴　乳根　乳头直下，乳房根部，第五肋间隙

取穴速查

腧穴定位

肺　经

大肠经

胃经

脾　经

心　经

小肠经

膀胱经

肾　经

心包经

三焦经

胆　经

肝　经

督　脉

任　脉

膺窗 Yīngchuāng

【精准定位】在胸部，第3肋间隙，前正中线旁开4寸。

【功能】止咳宁嗽，消肿清热。

【主治】咳嗽，气喘，乳腺炎。

【自我保健】指压按摩：用拇指指腹按压膺窗，每次1~3分钟。灸法：艾条灸5~10分钟。

乳中 Rǔzhōng

【精准定位】胸部，乳头中央。

【备注】此穴为胸部取穴标志，不用于治疗。

乳根 Rǔgēn

【精准定位】胸部，第5肋间隙，前正中线旁开4寸。

【功能】通乳化瘀，宣肺利气。

【主治】胸痛，胸闷，咳喘。乳汁不足，乳腺炎。

【自我保健】指压按摩：从乳根向乳中推揉，每次1~3分钟。灸法：艾条灸10~20分钟。

取穴速查

腧穴定位

肺经

大肠经

胃经

脾经

心经

小肠经

膀胱经

肾经

心包经

三焦经

胆经

肝经

督脉

任脉

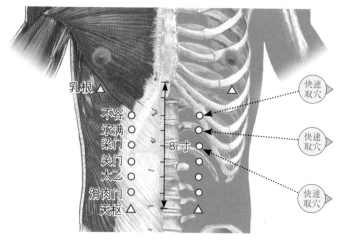

乳根 △

不容 ○
承满 ○
梁门 ○
关门 ○
太乙 ○
滑肉门 ○
天枢 △

8寸

快速取穴 **不容** 仰卧，从肚脐向上量两个4横指，再水平旁开3横指，按压有酸胀感处

快速取穴 **承满** 不容垂直向下1横指即是

快速取穴 **梁门** 仰卧，取肚脐与胸骨连线的中点，再水平旁开3横指处

不容 Bùróng

【**精准定位**】上腹部，脐中上6寸，前正中线旁开2寸。

【**功能**】调中和胃，理气止痛。

【**主治**】腹胀，胃痛，呕吐，食欲不振。

【**自我保健**】指压按摩：用拇指按揉不容，每次3~5分钟。灸法：艾条灸5~10分钟。

承满 Chéngmǎn

【**精准定位**】上腹部，脐中上5寸，前正中线旁开2寸。

【**功能**】理气和胃，降逆止呕。

【**主治**】胃痛，呕吐，腹胀，肠鸣，食欲不振。

【**自我保健**】指压按摩：用拇指或掌根按揉承满，每次1~3分钟。灸法：艾条灸5~10分钟。

梁门 Liángmén

【**精准定位**】上腹部，脐中上4寸，前正中线旁开2寸。

【**功能**】和胃理气，健脾调中。

【**主治**】胃痛，呕吐，腹胀，肠鸣，食欲不振，呕血等。

【**自我保健**】指压按摩：用拇指或掌根按揉梁门，每次1~3分钟。灸法：艾条灸5~10分钟。

乳根△
不容○
承满○
梁门○
关门○
太乙○
滑肉门○
天枢△

8寸

快速取穴 **关门** 仰卧，从肚脐沿前正中线向上量4横指，再水平旁开3横指处即是

快速取穴 **太乙** 仰卧，从肚脐沿前正中线向上量3横指，再水平旁开3横指处即是

快速取穴 **滑肉门** 仰卧，从肚脐沿前正中线向上量1横指，再水平旁开3横指处

关门 Guānmén

【精准定位】上腹部，脐中上3寸，前正中线旁开2寸。

【功能】调理肠胃，利水消肿。

【主治】胃痛，呕吐，腹胀，肠鸣，食欲不振。

【自我保健】指压按摩：用拇指或掌根按揉关门，每次1~3分钟，以局部感觉沉重发胀为佳。灸法：艾条灸5~10分钟。

太乙 Tàiyǐ

【精准定位】上腹部，脐中上2寸，前正中线旁开2寸。

【功能】涤痰开窍、镇惊安神、健脾益气、和胃消食。

【主治】胃痛，呕吐，腹胀，肠鸣，食欲不振。

【自我保健】指压按摩：用拇指或掌根按揉太乙，每次1~3分钟，灸法：艾炷灸3~5壮，艾条灸5~10分钟。

滑肉门 Huáròumén

【精准定位】上腹部，脐中上1寸，前正中线旁开2寸。

【功能】涤痰开窍、镇惊安神、理气和胃、降逆止呕。

【主治】胃痛，呕吐，腹胀，肠鸣，食欲不振。

【自我保健】指压按摩：用掌根推揉滑肉门，每次1~3分钟。灸法：艾条灸5~10分钟。

取穴速查

腧穴定位

肺经

大肠经

胃经

脾经

心经

小肠经

膀胱经

肾经

心包经

三焦经

胆经

肝经

督脉

任脉

天枢 仰卧，肚脐旁开3横指，按压有酸胀感处

外陵 仰卧，从肚脐沿前正中线向下1横指，再水平旁开3横指处即是

大巨 仰卧，从肚脐沿前正中线向下量3横指，再水平旁开3横指处即是

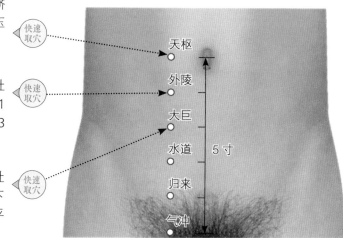

天枢 Tiānshū（大肠募穴）

【精准定位】腹部，横平脐中，前正中线旁开2寸。

【功能】调中和胃，理气健脾。

【主治】呕吐，食欲不振，便秘，痛经，癫痫，头痛，眩晕，荨麻疹，腰痛。

【自我保健】指压按摩：用掌根推揉天枢，每次1~3分钟。灸法：艾条灸15~30分钟。

外陵 Wàilíng

【精准定位】下腹部，脐中下1寸，前正中线旁开2寸。

【功能】和胃化湿，理气止痛。

【主治】胃脘痛，腹痛，腹胀，疝气，痛经。

【自我保健】指压按摩：经常按揉外陵，以局部酸胀为佳。灸法：艾条灸5~10分钟。

大巨 Dàjù

【精准定位】下腹部，脐中下2寸，前正中线旁开2寸。

【功能】调肠胃，固肾气。

【主治】便秘，腹痛，遗精，早泄，阳痿，疝气，小便不利。

【自我保健】指压按摩：经常按揉大巨，以局部酸胀为佳。灸法：艾条灸10~20分钟。

水道　仰卧，从肚脐沿前正中线向下量4横指，再水平旁开3横指处

归来　仰卧，从耻骨联合上缘沿前正中线向上1横指，再水平旁开3横指处

气冲　仰卧，从耻骨联合上缘中点水平旁开3横指即是

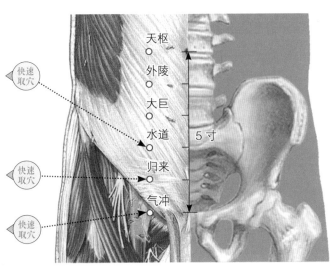

天枢
外陵
大巨
水道
归来
气冲

5寸

快速取穴

水道 Shuǐdào

【精准定位】下腹部，脐中下3寸，前正中线旁开2寸。

【功能】利水消肿，调经止痛。

【主治】便秘，腹痛，小腹胀痛，痛经，小便不利。

【刺灸法】指压按摩：经常按揉水道，以局部酸胀并向会阴部放散为佳。灸法：艾条灸5~10分钟。

归来 Guīlái

【精准定位】下腹部，脐中下4寸，前下中线旁开2寸。

【功能】活血化瘀，调经止痛。

【主治】腹痛，阴睾上缩入腹，疝气，闭经，白带。

【自我保健】指压按摩：坚持按揉归来，以下腹有酸胀感为佳。灸法：艾炷灸5~10壮，艾条灸10~20分钟。

气冲 Qìchōng

【精准定位】腹股沟区，耻骨联合上缘，前正中线旁开2寸，动脉搏动处。

【功能】调经血，舒宗筋，理气止痛。

【主治】阳痿，疝气，不孕，腹痛，月经不调。

【自我保健】指压按摩：坚持用指腹按压气冲，以局部酸胀并向生殖器扩散为佳。灸法：艾条灸10~20分钟。

39

取穴速查

腧穴定位

肺经

大肠经

胃经

脾经

心经

小肠经

膀胱经

肾经

心包经

三焦经

胆经

肝经

督脉

任脉

髀关 Bìguān

【精准定位】股前区，股直肌近端、缝匠肌与阔筋膜张肌3条肌肉之间凹陷中。

【功能】强腰膝，通经络。

【主治】腰膝疼痛，下肢酸软麻木。

【自我保健】指压按摩：经常按揉髀关，以局部出现酸胀感为佳。灸法：艾条灸10~20分钟。

伏兔 Fútù

【精准定位】股前区，髌底上6寸，髂前上棘与髌底外侧端的连线上。

【功能】散寒化湿，疏通经络。

【主治】腰膝疼痛，下肢酸软麻木，足麻不仁。

【自我保健】指压按摩：坚持用指腹按压伏兔，以局部酸胀为佳。灸法：艾条灸10~20分钟。

阴市 Yīnshì

【精准定位】股前区，髌底上3寸，股直肌肌腱外侧缘。

【功能】温经散寒，理气止痛。

【主治】腿膝冷痛，麻痹，下肢不遂。

【自我保健】指压按摩：用拇指指腹轻轻按揉阴市，以局部酸胀感为佳。灸法：艾条灸10~20分钟。

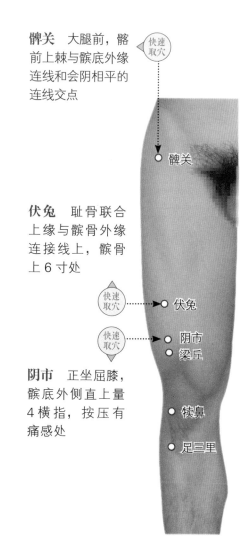

髀关 大腿前，髂前上棘与髌底外缘连线和会阴相平的连线交点

快速取穴

○ 髀关

伏兔 耻骨联合上缘与髌骨外缘连接线上，髌骨上6寸处

快速取穴 ○ 伏兔

快速取穴 ○ 阴市
○ 梁丘

阴市 正坐屈膝，髌底外侧直上量4横指，按压有痛感处

○ 犊鼻

○ 足三里

梁丘 liángqiū（郄穴）

【精准定位】股前区，髌底上2寸，股外侧肌与股直肌肌腱之间。

【功能】理气和胃，通经活络。

【主治】胃痛，泄泻，膝脚腰痛。

【自我保健】指压按摩：用拇指指腹按揉梁丘，以局部出现酸胀感为佳。灸法：艾条灸10~20分钟。

犊鼻 Dúbí

【精准定位】在膝前区，髌韧带外侧凹陷中。

【功能】通经活络，消肿止痛。

【主治】膝部痛，腰痛，冷痹不仁。

【自我保健】指压按摩：用拇指指腹按揉犊鼻，以膝关节出现酸胀沉重为佳。灸法：艾条灸10~20分钟。

足三里 Zúsānlǐ（合穴、胃下合穴）

【精准定位】小腿前外侧，犊鼻下3寸，犊鼻与解溪连线上。

【功能】补中益气，健脾和胃，扶正培元，通经活络。

【主治】胃痛，呕吐，腹胀，肠鸣，消化不良，便秘，痢疾，心悸气短，乳腺炎，头晕，耳鸣，眼目诸疾。

【自我保健】指压按摩：用大拇指指腹按揉足三里，每次5~10分钟。灸法：艾条灸10~20分钟。

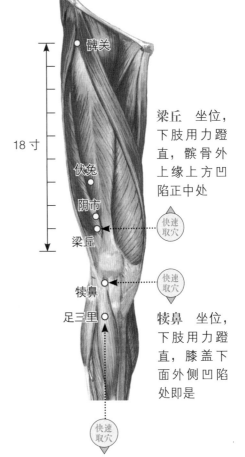

髀关

梁丘 坐位，下肢用力蹬直，髌骨外上缘上方凹陷正中处

18寸

伏兔
阴市
梁丘
快速取穴

犊鼻
快速取穴

足三里

犊鼻 坐位，下肢用力蹬直，膝盖下面外侧凹陷处即是

快速取穴

足三里 站位弯腰，同侧手虎口围住髌骨上外缘，余4指向下，中指指尖处

取穴速查

腧穴定位

肺　经

大肠经

胃　经

脾　经

心　经

小肠经

膀胱经

肾　经

心包经

三焦经

胆　经

肝　经

督　脉

任　脉

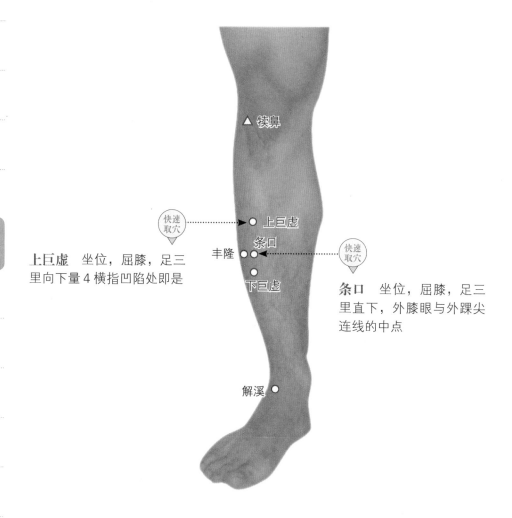

犊鼻

上巨虚
快速取穴

条口

丰隆

下巨虚

快速取穴

解溪

上巨虚 坐位，屈膝，足三里向下量 4 横指凹陷处即是

条口 坐位，屈膝，足三里直下，外膝眼与外踝尖连线的中点

上巨虚 Shàngjùxū（大肠下合穴）

【**精准定位**】小腿外侧，当犊鼻下 6 寸，距胫骨前缘一横指（中指）。

【**功能**】调和肠胃，通经活络。

【**主治**】泄泻，便秘，腹胀，肠鸣，肠痈。

【**自我保健**】指压按摩：用大拇指指腹按揉足三里，每次 1~3 分钟。灸法：艾条灸 10~20 分钟。

条口 Tiáokǒu

【**精准定位**】小腿外侧，犊鼻下 8 寸，犊鼻与解溪连线上。

【**功能**】舒筋活络，理气和中。

【**主治**】脘腹疼痛，痢疾，泄泻，便秘，腹胀，小腿冷痛，肩背痛。

【**自我保健**】指压按摩：用拇指指腹按揉条口，每次 1~3 分钟。灸法：艾条温灸 5~20 分钟。

取穴速查

腧穴定位

肺　经

大肠经

胃经

脾　经

心　经

小肠经

膀胱经

肾　经

心包经

三焦经

胆　经

肝　经

督　脉

任　脉

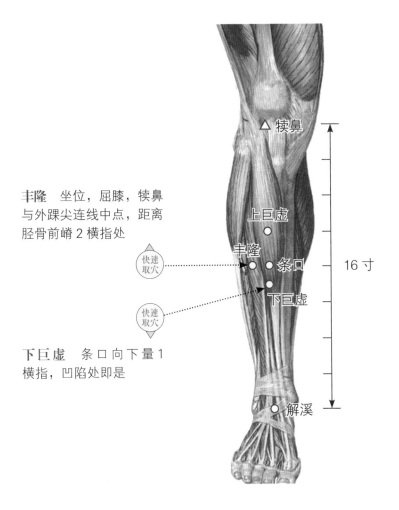

丰隆　坐位，屈膝，犊鼻与外踝尖连线中点，距离胫骨前嵴2横指处

△ 犊鼻

上巨虚

丰隆

快速取穴

条口

下巨虚

快速取穴

16寸

下巨虚　条口向下量1横指，凹陷处即是

解溪

下巨虚 Xiàjùxū（小肠下合穴）

【精准定位】小腿外侧，犊鼻下9寸，犊鼻与解溪连线上。

【功能】调肠胃，通经络，安神志。

【主治】肠鸣腹痛，腰膝酸痛，乳腺炎。

【自我保健】指压按摩：用大拇指指腹按揉下巨虚，至局部酸胀。灸法：艾条灸10~20分钟。

丰隆 Fēnglóng（络穴）

【精准定位】小腿外侧，外踝尖上8寸，胫骨前肌的外缘。

【功能】健脾化痰，和胃降逆，通便，开窍。

【主治】胃痛，癫狂，梅核气，哮喘。

【自我保健】指压按摩：经常用大拇指指腹按压丰隆，每次3~5分钟。灸法：艾条灸10~20分钟。

取穴速查

腧穴定位

肺 经

大肠经

胃经

脾 经

心 经

小肠经

膀胱经

肾 经

心包经

三焦经

胆 经

肝 经

督 脉

任 脉

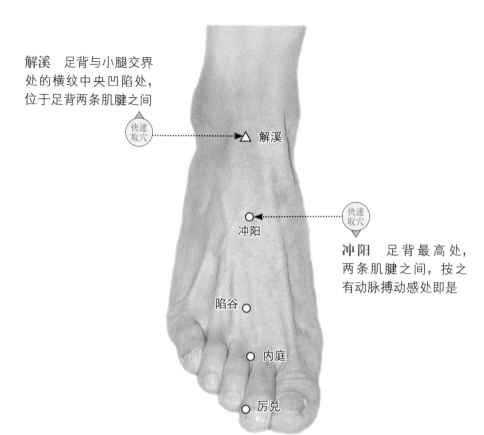

解溪　足背与小腿交界处的横纹中央凹陷处，位于足背两条肌腱之间

快速取穴 ┄┄┄► △ 解溪

快速取穴 ┄┄┄► ○ 冲阳

冲阳　足背最高处，两条肌腱之间，按之有动脉搏动感处即是

陷谷 ○

内庭 ○

厉兑 ○

解溪 Jiěxī（经穴）

【**精准定位**】踝区，踝关节前面中央凹陷中，拇长伸肌腱与趾长伸肌腱之间。

【**功能**】舒筋活络，清胃化痰，镇惊安神。

【**主治**】头面浮肿，头痛，眩晕，便秘，下肢痿痹。

【**自我保健**】指压按摩：用大拇指指腹按揉解溪，至局部酸胀。灸法：艾条灸 5~10 分钟。

冲阳 Chōngyáng（原穴）

【**精准定位**】足背，第 2 跖骨基底部与中间楔状骨关节处，可触及足背动脉。

【**功能**】和胃化痰，通络宁神。

【**主治**】头重头痛，口眼歪斜，牙痛，胃痛，足背红肿，足扭伤。

【**自我保健**】指压按摩：经常用拇指指腹用力按压冲阳，每次 3~5 分钟。灸法：艾条灸 5~10 分钟。

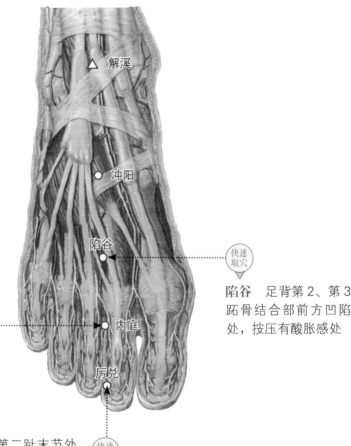

取穴速查

腧穴定位

肺经

大肠经

胃经

脾经

心经

小肠经

膀胱经

肾经

心包经

三焦经

胆经

肝经

督脉

任脉

△ 解溪

○ 冲阳

陷谷 ○

内庭 ○

厉兑 ○

内庭　足背第2、第3趾之间，皮肤颜色深浅交界处

（快速取穴）

陷谷　足背第2、第3跖骨结合部前方凹陷处，按压有酸胀感处

（快速取穴）

厉兑　足第二趾末节外侧，距趾甲角0.1寸

（快速取穴）

陷谷 Xiàngǔ（输穴）

【精准定位】在足背，第2、3跖骨间，第2跖趾关节近端凹陷中。

【功能】清热解表，和胃行水，理气止痛。

【主治】肠鸣腹痛，面目浮肿，水肿，足背肿痛。

【自我保健】指压按摩：每天坚持用指腹按压陷谷，每次3~5分钟。灸法：艾条灸5~10分钟。

内庭 Nèitíng（荥穴）

【精准定位】在足背，第2、3趾间，趾蹼缘后方赤白肉际处。

【功能】清胃泻火，理气止痛。

【主治】腹痛，腹胀，泄泻，牙痛，失眠多梦，足背肿痛。

【自我保健】指压按摩：经常用拇指指腹用力压按内庭，每次1~3分钟。灸法：艾条灸5~10分钟。

取穴速查

腧穴定位

肺经

大肠经

胃经

脾经

心经

小肠经

膀胱经

肾经

心包经

三焦经

胆经

肝经

督脉

任脉

厉兑 Lìduì（井穴）

【**精准定位**】在足趾，第2趾末节外侧，趾甲根角侧后方0.1寸（指寸）。

【**功能**】清热和胃，苏厥醒神，通经活络。

【**主治**】口眼歪斜，齿痛，鼻流黄涕，神经衰弱，消化不良，足痛。

【**自我保健**】指压按摩：用拇指指腹按压厉兑，每次1~3分钟。灸法：艾条灸5~10分钟。

足太阴脾经

经脉循行

足太阴脾经：从足大趾末端开始（隐白），沿足内侧赤白肉际上行，经内踝前边，上小腿内侧，沿胫骨后缘，交出足厥阴肝经之前，上膝股内侧前边，进入腹部，属于脾，络于胃，向上通过膈肌，夹食管旁，连舌根，散布舌下。

它的支脉：从胃部分出，向上过膈肌，流注心中，接手少阴心经。

主治病候

本经腧穴主治脾胃病、妇科病、前阴病及经脉循行位置的病症。如胃脘痛、食欲不振，呕吐嗳气，腹胀便溏，黄疸，身重无力，舌根强痛，下肢内侧肿胀，厥冷等病症。

经穴歌诀

二十一穴脾中州，隐白在足大趾头，
大都太白公孙盛，商丘三阴交可求，
漏谷地机阴陵泉，血海箕门冲门开，
府舍腹结大横排，腹哀食窦连天溪，
胸乡周荣大包随。（左右共四十二穴）

取穴速查
腧穴定位
肺 经
大肠经
胃 经
脾 经
心 经
小肠经
膀胱经
肾 经
心包经
三焦经
胆 经
肝 经
督 脉
任 脉

足太阴脾经图

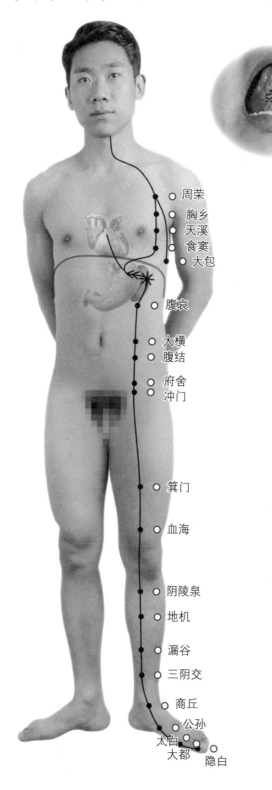

周荣
胸乡
天溪
食窦
大包

腹哀

大横
腹结

府舍
冲门

箕门

血海

阴陵泉
地机

漏谷

三阴交

商丘
公孙
太白
大都　隐白

隐白 Yǐnbái
大都 Dàdū
太白 Tàibái
公孙 Gōngsūn
商丘 Shāngqiū
三阴交 Sānyīnjiāo
漏谷 Lòugǔ
地机 Dìjī
阴陵泉 Yīnlíngquán
血海 Xuèhǎi
箕门 Jīmén
冲门 Chōngmén
府舍 Fǔshè
腹结 Fùjié
大横 Dàhéng
腹哀 Fùāi
食窦 Shídòu
天溪 Tiānxī
胸乡 Xiōngxiāng
周荣 Zhōuróng
大包 Dàbāo

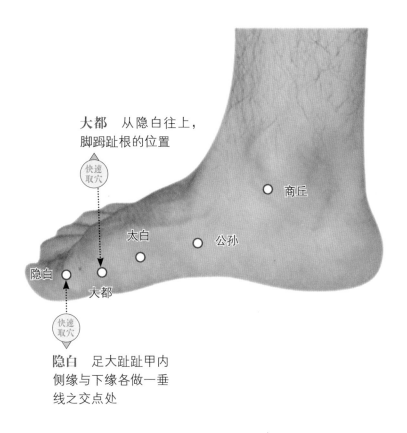

大都 从隐白往上，脚蹈趾根的位置

快速取穴

商丘

太白

公孙

隐白

大都

快速取穴

隐白 足大趾趾甲内侧缘与下缘各做一垂线之交点处

取穴速查

腧穴定位

肺经

大肠经

胃经

脾经

心经

小肠经

膀胱经

肾经

心包经

三焦经

胆经

肝经

督脉

任脉

隐白 Yǐnbái（井穴）

【**精准定位**】足趾，大趾末节内侧，趾甲根角侧后方 0.1 寸（指寸）。

【**功能**】调经统血，健脾回阳。

【**主治**】月经过多，腹胀，多梦，癫狂。

【**自我保健**】指压按摩：经常用指甲掐按隐白，每次 1~3 分钟。灸法：艾条灸 5~10 分钟。

大都 Dàdū（荥穴）

【**精准定位**】足趾，第 1 跖趾关节远端赤白肉际凹陷中。

【**功能**】泄热止痛，健脾和中。

【**主治**】腹胀，腹痛，胃痛，便秘，小儿惊厥。

【**自我保健**】指压按摩：经常用指甲掐按大都，以局部酸胀为度。灸法：艾条灸 5~10 分钟。

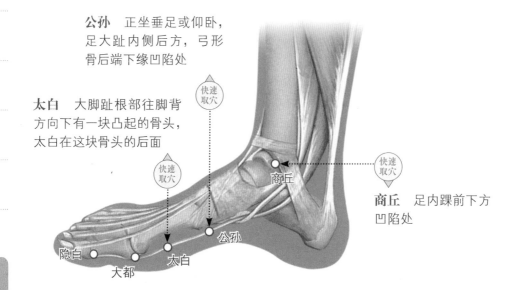

公孙　正坐垂足或仰卧，足大趾内侧后方，弓形骨后端下缘凹陷处

太白　大脚趾根部往脚背方向下有一块凸起的骨头，太白在这块骨头的后面

快速取穴

快速取穴

快速取穴

商丘

公孙

太白

大都

隐白

商丘　足内踝前下方凹陷处

太白 Tàibái（输穴、原穴）

【**精准定位**】跖区，第 1 跖趾关节近端赤白肉际凹陷中。

【**功能**】健脾和胃，清热化湿。

【**主治**】胃痛，腹胀，腹痛，泄泻，便秘，足痛。

【**自我保健**】指压按摩：经常用指甲掐按太白，至局部酸胀。灸法：艾条灸 5~10 分钟。

公孙 Gōngsūn（络穴、八脉交会穴通冲脉）

【**精准定位**】跖区，当第 1 跖骨底的前下缘赤白肉际处。

【**功能**】健脾胃，调冲任。

【**主治**】腹痛，胃痛，泄泻，痢疾，痛经，失眠。

【**自我保健**】指压按摩：经常用指甲掐按公孙，至局部酸胀。灸法：艾条灸 10~20 分钟。

商丘 Shāngqiū（经穴）

【**精准定位**】踝区，内踝前下方，舟骨粗隆与内踝尖连线中点凹陷中。

【**功能**】健脾化湿，通调肠胃。

【**主治**】呕吐，泄泻，便秘，小儿惊风，足踝痛。乳腺炎。

【**自我保健**】指压按摩：经常用指甲掐按商丘，至局部酸胀。灸法：艾条灸 10~20 分钟。

取穴速查

腧穴定位

肺经

大肠经

胃经

脾经

心经

小肠经

膀胱经

肾经

心包经

三焦经

胆经

肝经

督脉

任脉

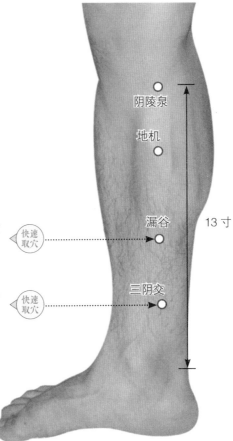

阴陵泉

地机

漏谷

三阴交

13寸

漏谷 三阴交直上量3横指，胫骨内侧面后缘

快速取穴

三阴交 胫骨内侧面后缘，内踝尖直上量4横指

快速取穴

三阴交 Sānyīnjiāo

【**精准定位**】小腿内侧，内踝尖上3寸，胫骨内侧缘后际。

【**功能**】健脾胃，益肝肾，调经带。

【**主治**】脾胃虚弱，腹痛，胃痛，水肿，男科疾病，妇科疾病。

【**自我保健**】指压按摩：经常用指腹揉按三阴交，每次5~10分钟。灸法：艾条灸10~20分钟。

漏谷 Lòugǔ

【**精准定位**】小腿内侧，内踝尖上6寸，胫骨内侧缘后际。

【**功能**】健脾和胃，利尿除湿。

【**主治**】脾胃虚弱，消化不良，阳痿，下肢神经痛或瘫痪。

【**自我保健**】指压按摩：用指腹揉按漏谷，每次1~3分钟。灸法：艾条灸5~10分钟。

51

取穴速查

腧穴定位

肺经

大肠经

胃经

脾经

心经

小肠经

膀胱经

肾经

心包经

三焦经

胆经

肝经

督脉

任脉

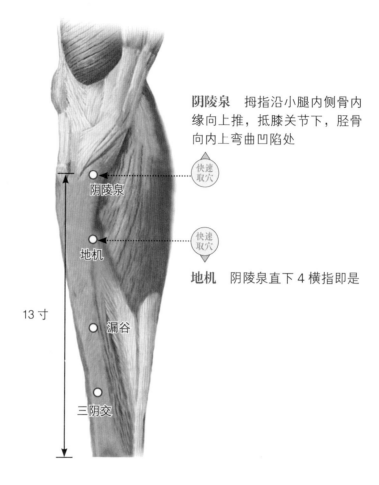

阴陵泉 拇指沿小腿内侧骨内缘向上推，抵膝关节下，胫骨向内上弯曲凹陷处

快速取穴

快速取穴

地机 阴陵泉直下 4 横指即是

阴陵泉

地机

13寸

漏谷

三阴交

地机 Dìjī（郄穴）

【精准定位】小腿内侧，阴陵泉下 3 寸，胫骨内侧缘后际。

【功能】健脾渗湿，调经止带。

【主治】食欲不振，胃痉挛，月经不调，腰痛，腿麻。

【自我保健】指压按摩：用指腹揉按地机，每次 1~3 分钟。灸法：艾条灸 5~10 分钟。

阴陵泉 Yīnlíngquán（合穴）

【精准定位】小腿内侧，胫骨内侧髁下缘与胫骨内侧缘之间的凹陷中。

【功能】清利湿热，健脾理气，益肾调经，通经活络。

【主治】腹泻，水肿，痛经，膝痛。

【自我保健】指压按摩：用指腹揉按阴陵泉，每次 1~3 分钟。灸法：艾条灸 5~10 分钟。

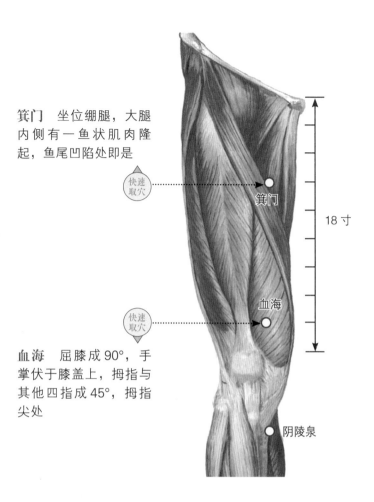

箕门 坐位绷腿，大腿内侧有一鱼状肌肉隆起，鱼尾凹陷处即是

快速取穴 ⋯⋯ 箕门

18寸

快速取穴 ⋯⋯ 血海

血海 屈膝成90°，手掌伏于膝盖上，拇指与其他四指成45°，拇指尖处

阴陵泉

血海 Xuèhǎi

【精准定位】股前区，髌底内侧端上2寸，股内侧肌隆起处。

【功能】调经统血，健脾化湿。

【主治】腹痛，腹胀，月经过多，湿疹。

【自我保健】指压按摩：经常用指甲掐按血海，至局部酸胀感向膝关节放散。灸法：艾条灸10~20分钟。

箕门 Jīmén

【精准定位】股前区，髌底内侧端与冲门的连线上1/3与2/3交点，长收肌和缝匠肌交界的动脉搏动处。

【功能】健脾渗湿，通利下焦。

【主治】小便不通，遗尿，下肢麻木。

【自我保健】指压按摩：用指甲向下掐按箕门，至局部酸胀，每次1~3分钟。灸法：艾条灸5~10分钟。

取穴速查
腧穴定位
肺经
大肠经
胃经
脾经
心经
小肠经
膀胱经
肾经
心包经
三焦经
胆经
肝经
督脉
任脉

取穴速查

腧穴定位

肺 经

大肠经

胃 经

脾 经

心 经

小肠经

膀胱经

肾 经

心包经

三焦经

胆 经

肝 经

督 脉

任 脉

冲门 仰卧，腹股沟外侧可摸到搏动，搏动外侧按压有酸胀感处即是

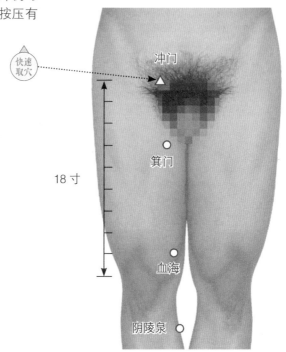

快速取穴

冲门

箕门

18寸

血海

阴陵泉

冲门 Chōngmén

【精准定位】腹股沟区，腹股沟斜纹中，髂外动脉搏动处的外侧。

【功能】健脾化湿，理气解痉。

【主治】腹痛，腹胀，月经过多。

【自我保健】指压按摩：用指腹揉按冲门，至腹股沟酸胀感扩散至外阴部，每次3~5分钟。灸法：艾条灸10~20分钟。

府舍 Fǔshè

【精准定位】下腹部，脐中下4寸，前正中线旁开4寸。

【功能】健脾理气，散结止痛。

【主治】腹痛，疝气，腹部胀满。

【自我保健】指压按摩：用指腹揉按府舍，至局部酸胀。灸法：艾条灸5~10分钟。

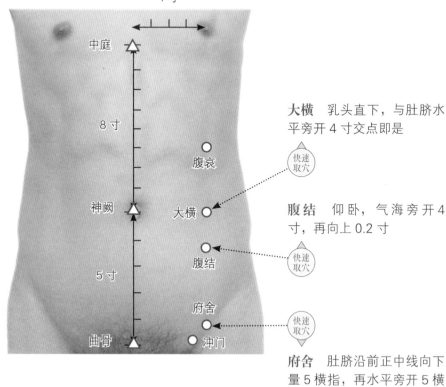

4寸

中庭

8寸

腹哀

神阙

5寸

大横

腹结

府舍

曲骨

冲门

大横 乳头直下，与肚脐水平旁开4寸交点即是

快速取穴

腹结 仰卧，气海旁开4寸，再向上0.2寸

快速取穴

快速取穴

府舍 肚脐沿前正中线向下量5横指，再水平旁开5横指处即是

取穴速查

腧穴定位

肺 经

大肠经

胃 经

脾 经

心 经

小肠经

膀胱经

肾 经

心包经

三焦经

胆 经

肝 经

督 脉

任 脉

腹结 Fùjié

【精准定位】下腹部，脐中下1.3寸，前正中线旁开4寸。

【功能】健脾温中，宣通降逆。

【主治】绕脐腹痛，便秘，泄泻，疝气。

【自我保健】指压按摩：用指腹揉按腹结，至局部酸胀。灸法：艾炷灸3~5壮，艾条灸5~10分钟。

大横 Dàhéng

【精准定位】腹部，脐中旁开4寸。

【功能】温中散寒，调理肠胃。

【主治】腹胀，腹痛，痢疾，泄泻，便秘。四肢无力。

【自我保健】指压按摩：用拇指指腹轻轻按压大横至局部酸胀，每次3~5分钟。灸法：艾条灸10~20分钟。

取穴速查

腧穴定位

肺经

大肠经

胃经

脾经

心经

小肠经

膀胱经

肾经

心包经

三焦经

胆经

肝经

督脉

任脉

4寸

△ 中庭

8寸

腹哀　仰卧，大横直上4横指处

⊙ 快速取穴

○ 腹哀

△ 神阙

○ 大横

○ 腹结

5寸

○ 府舍

△ 曲骨　○ 冲门

腹哀 Fùāi

【**精准定位**】上腹部，脐中上3寸，前正中线旁开4寸。

【**功能**】健脾和胃，理气调肠。

【**主治**】绕脐痛，消化不良，便秘，痢疾。

【**自我保健**】指压按摩：用指腹揉按腹哀，至局部酸胀。灸法：艾条灸5~10分钟。

食窦 Shídòu

【**精准定位**】胸部，第5肋间隙，前正中线旁开6寸。

【**功能**】宣肺平喘，健脾和中，利水消肿。

【**主治**】咳嗽，气喘，反胃，泄泻，便秘，消化不良。

【**自我保健**】指压按摩：用指腹揉按食窦，至局部酸胀。灸法：艾条灸5~10分钟。

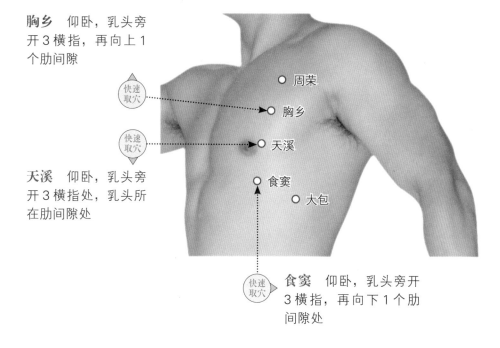

胸乡 仰卧，乳头旁开3横指，再向上1个肋间隙

天溪 仰卧，乳头旁开3横指处，乳头所在肋间隙处

周荣
胸乡
天溪
食窦
大包

快速取穴
快速取穴
快速取穴

食窦 仰卧，乳头旁开3横指，再向下1个肋间隙处

天溪 Tiānxī

【精准定位】胸部，第4肋间隙，前正中线旁开6寸。

【功能】宽胸理气，止咳通乳。

【主治】咳嗽，胸痛，乳腺炎，乳汁少。

【自我保健】指压按摩：用指腹揉按天溪，至局部酸胀。灸法：艾条灸5~10分钟。

胸乡 Xiōngxiāng

【精准定位】胸部，第3肋间隙，前正中线旁开6寸。

【功能】宣肺止咳，理气止痛。

【主治】胸胁胀痛，胸引背痛不得卧，咳嗽。

【自我保健】指压按摩：用指腹揉按胸乡，至局部酸胀。灸法：艾条灸5~10分钟。

取穴速查
腧穴定位
肺 经
大肠经
胃 经
脾 经
心 经
小肠经
膀胱经
肾 经
心包经
三焦经
胆 经
肝 经
督 脉
任 脉

取穴速查

腧穴定位

肺经

大肠经

胃经

脾经

心经

小肠经

膀胱经

肾经

心包经

三焦经

胆经

肝经

督脉

任脉

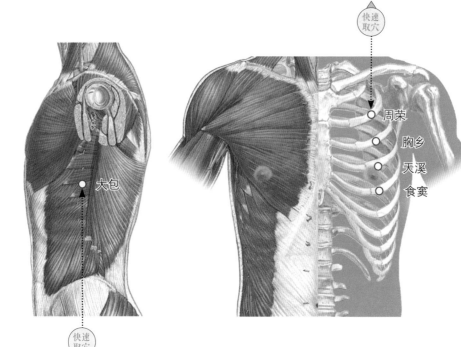

周荣　仰卧，乳头旁开3横指，再向上2个肋间隙处即是

快速取穴

周荣
胸乡
天溪
食窦

大包

快速取穴

大包　正坐侧身或仰卧，沿腋中线自上而下摸到第6肋间隙处

周荣 Zhōuróng

【精准定位】胸部，第2肋间隙，前正中线旁开6寸。

【功能】宣肺平喘，理气化痰。

【主治】胸胁胀满，胁肋痛，咳嗽，咳痰。

【自我保健】指压按摩：用指腹揉按周荣，至局部酸胀。灸法：艾条灸5~10分钟。

大包 Dàbāo（脾之大络）

【精准定位】胸外侧区，第6肋间隙，在腋中线上。

【功能】宽胸益脾，调理气血。

【主治】气喘，咳嗽，咳痰，胸闷，全身疼痛，四肢无力等。

【自我保健】指压按摩：用指腹揉按大包，至局部酸胀。灸法：艾条灸10~20分钟。

手少阴心经

经脉循行

手少阴心经；从心中开始，出来属于心脏与它脏相连的系带，下过膈肌，络小肠。

它的支脉：从心脏的系带部向上挟咽喉，而与眼球内连于脑的系带相联系。

它的直行脉：从心系（即心与它脏相联系的系带）上行至肺，向下出于腋下（极泉），沿上臂内侧后缘，走手太阴，手厥阴经之后（青灵），下向肘内（少海），沿前臂内侧后缘（灵道、通里、阴郄、神门），到掌后豌豆骨部进入掌内后边（少府），沿小指的桡侧出于末端（少冲），接手太阳小肠经。

主治病候

主治心、胸、神志病以及经脉循行位置的病症。如心痛，咽干，口渴，目黄，胁痛，上臂内侧痛，手心发热等症。

经穴歌诀

九穴心经手少阴，极泉青灵少海深，

灵道通里阴郄邃，神门少府少冲寻。（左右共一十八穴）

取穴速查
腧穴定位
肺 经
大肠经
胃 经
脾 经
心 经
小肠经
膀胱经
肾 经
心包经
三焦经
胆 经
肝 经
督 脉
任 脉

取穴速查
腧穴定位
肺 经
大肠经
胃 经
脾 经
心 经
小肠经
膀胱经
肾 经
心包经
三焦经
胆 经
肝 经
督 脉
任 脉

手少阴心经图

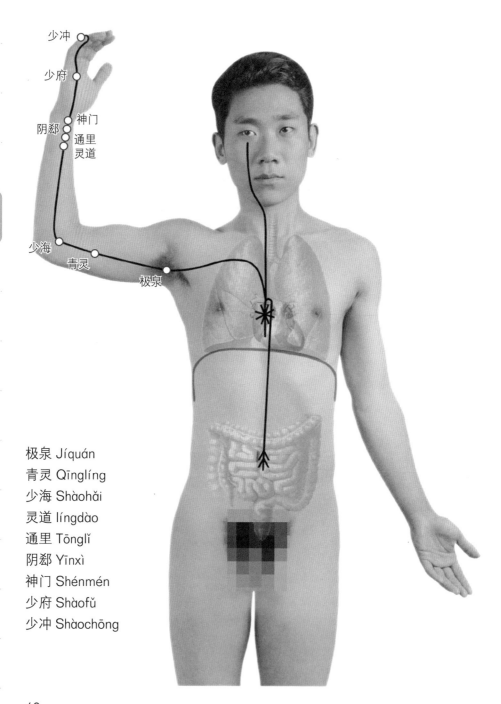

少冲
少府
阴郄　神门
　　　通里
　　　灵道
少海
青灵
极泉

极泉 Jíquán
青灵 Qīnglíng
少海 Shàohǎi
灵道 língdào
通里 Tōnglǐ
阴郄 Yīnxì
神门 Shénmén
少府 Shàofǔ
少冲 Shàochōng

取穴速查

腧穴定位

肺经

大肠经

胃经

脾经

心经

小肠经

膀胱经

肾经

心包经

三焦经

胆经

肝经

督脉

任脉

青灵 伸臂，确定少海与极泉位置，从少海沿两者连线量4横指

极泉 腋窝正中，腋动脉搏动处，按压有酸胀感

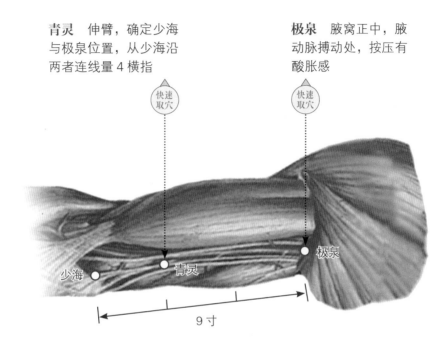

快速取穴

快速取穴

极泉

少海 青灵

9寸

极泉 Jíquán

【**精准定位**】在腋区，腋窝中央，腋动脉搏动处。

【**功能**】宽胸理气，通经活络。

【**主治**】心悸，心痛，胸闷，胁肋疼痛，肘臂冷痛，四肢不举。

【**自我保健**】指压按摩：用指尖按压极泉，致整个腋窝酸胀，有麻电感向前臂手指端放散为度。灸法：艾条灸5~10分钟。

青灵 Qīnglíng

【**精准定位**】在臂前区，肘横纹上3寸，肱二头肌的内侧沟中。

【**功能**】理气通络，宁心安神。

【**主治**】头痛，肩臂痛，胁痛。

【**自我保健**】指压按摩：用拇指指腹按揉青灵，致局部酸胀，每次3~5分钟。灸法：艾条灸5~10分钟。

取穴速查

腧穴定位

肺经

大肠经

胃经

脾经

心经

小肠经

膀胱经

肾经

心包经

三焦经

胆经

肝经

督脉

任脉

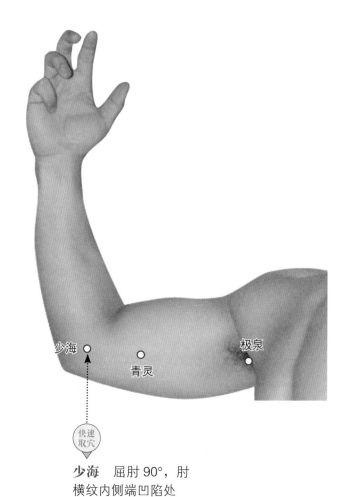

少海O 青灵O 极泉O

（快速取穴）

少海 屈肘 90°，肘
横纹内侧端凹陷处

少海 Shàohǎi（合穴）

【**精准定位**】在肘前区，横平
肘横纹，肱骨内上髁前缘。

【**功能**】理气通络，宁心安神。

【**主治**】心痛，癫狂痫证，手
颤，肘臂挛痛，眼充血。

【**自我保健**】指压按摩：用拇
指指腹按揉少海，致局部酸胀，或
有麻电感向前臂放散。灸法：艾条
灸 5~10 分钟。

灵道 língdào（经穴）

【**精准定位**】在前臂前区，腕
掌侧远端横纹上 1.5 寸，尺侧腕屈
肌腱的桡侧缘。

【**功能**】宁心安神，活血通络。

【**主治**】心悸，心痛，肘臂挛
急，手麻不仁。

【**自我保健**】指压按摩：用拇
指指腹按揉灵道，每次 3~5 分钟。
灸法：艾条温和灸 10~20 分钟。

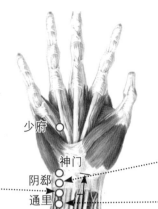

少府

神门

阴郄

通里

灵道

少府

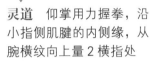

阴郄 仰掌用力握拳，沿小指侧肌腱的内侧缘，从腕横纹向上量 0.5 寸处

灵道 仰掌用力握拳，沿小指侧肌腱的内侧缘，从腕横纹向上量 2 横指处

通里 用力握拳，沿小指侧肌腱的内侧缘，从腕横纹向上量 1 横指处

12寸

少海

取穴速查
腧穴定位
肺 经
大肠经
胃 经
脾 经
心 经
小肠经
膀胱经
肾 经
心包经
三焦经
胆 经
肝 经
督 脉
任 脉

通里 Tōnglǐ（络穴）

【**精准定位**】在前臂前区，腕掌侧远端横纹上 1 寸，尺侧腕屈肌腱的桡侧缘。

【**功能**】安神志，清虚热，通经活络。

【**主治**】心痛，善忘，失眠，臂肘腕疼痛，咽喉肿痛。

【**自我保健**】指压按摩：用指腹按揉通里，每次 3~5 分钟。灸法：艾条灸 10~20 分钟。

阴郄 Yīnxì（郄穴）

【**精准定位**】在前臂前区，腕掌侧远端横纹上 0.5 寸，尺侧腕屈肌腱的桡侧缘。

【**功能**】清心安神，固表开音。

【**主治**】惊悸，健忘，失眠，衄血，盗汗，胃脘痛。

【**自我保健**】指压按摩：用拇指指腹按揉阴郄，每次 3~5 分钟。灸法：艾条灸 10~20 分钟。

取穴速查

腧穴定位

肺经

大肠经

胃经

脾经

心经

小肠经

膀胱经

肾经

心包经

三焦经

胆经

肝经

督脉

任脉

少府　握拳，小指尖所指
处即是

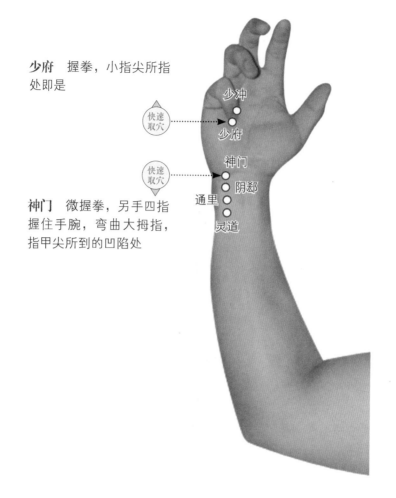

少冲

快速
取穴

少府

神门

快速
取穴

阴郄

通里

灵道

神门　微握拳，另手四指
握住手腕，弯曲大拇指，
指甲尖所到的凹陷处

神门 Shénmén（输穴、原穴）

【精准定位】在腕前区，腕掌
侧远端横纹尺侧端，尺侧腕屈肌腱
的桡侧缘。

【功能】宁心安神，通经活络。

【主治】健忘，失眠，痴呆，
癫狂痫证，头痛头昏，心悸，手臂
疼痛麻木。喘逆上气，呕血。

【自我保健】指压按摩：用指
腹按压 3~5 分钟，致局部酸胀并可
有麻电感向指端放散。灸法：温灸
5~15 分钟。

少府 Shàofǔ（荥穴）

【精准定位】在手掌，横平第
5 掌指关节近端，第 4、5 掌骨之间。

【功能】清心泻火，理气活络。

【主治】心悸，胸痛，善惊，
掌心发热，手小指拘挛，臂神
经痛。

【自我保健】指压按摩：用指
腹按压 3~5 分钟，致局部胀痛向
肘部或小指放散。灸法：灸 5~7
分钟。

取穴速查

腧穴定位

肺经

大肠经

胃经

脾经

心经

小肠经

膀胱经

肾经

心包经

三焦经

胆经

肝经

督脉

任脉

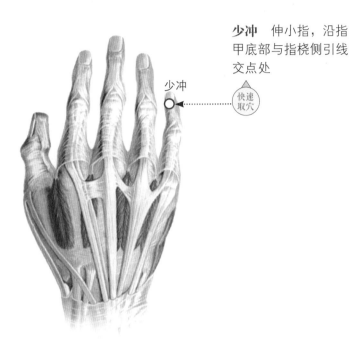

少冲　伸小指，沿指
甲底部与指桡侧引线
交点处

少冲

快速
取穴

少冲 Shàochōng（井穴）

【**精准定位**】在手指，小指末节桡侧，指甲根角侧上方 0.1 寸（指寸）。

【**功能**】清热息风，醒神开窍，理血通经。

【**主治**】心悸，胸胁痛，癫狂，中风昏迷，肘臂肿痛，急救穴之一。

【**自我保健**】指压按摩：用指腹按压 3~5 分钟。灸法：灸 5~10 分钟。

取穴速查

腧穴定位

肺　经

大肠经

胃　经

脾　经

心　经

小肠经

膀胱经

肾　经

心包经

三焦经

胆　经

肝　经

督　脉

任　脉

手太阳小肠经

经脉循行

手太阳小肠经：从小指外侧末端开始（少泽），沿手掌尺侧（前谷、后溪），上向腕部（腕骨、阳谷），出尺骨小头部（养老），直上沿尺骨下边（支正），出于肘内侧当肱骨内上髁和尺骨鹰嘴之间（小海），向上沿上臂外后侧，出肩关节部（肩贞、臑俞），绕肩胛（天宗、秉风、曲垣），交会肩上（肩外俞、肩中俞；会附分、大杼、大椎），进入缺盆（锁骨上窝），络于心，沿食管，通过膈肌，到胃（会上脘、中脘），属于小肠。

它的支脉：从锁骨上行沿颈旁（天窗、天容），上向面颊（颧髎），到外眼角（会瞳子髎），弯向后（会和髎），进入耳中（听宫）。

另一支脉：从面颊部分出，上向颧骨，靠鼻旁到内眼角（会睛明），接足太阳膀胱经。

主治病候

本经腧穴主治头、项、耳、目、咽喉病，热病，神志病以及经脉循行位置的病症。如少腹痛，耳鸣，耳聋，目黄，颊肿，咽喉肿痛，肩臂外侧后缘痛等症。

经穴歌诀

手太阳穴一十九，少泽前谷后溪数，腕骨阳谷养老绳，支正小海外辅肘，肩贞臑俞接天宗，髎外秉风曲垣首，肩外俞连肩中俞，天窗乃与天容偶，兑骨之端上颧髎，听宫耳前珠上走。（左右共三十八穴）

手太阳小肠经图

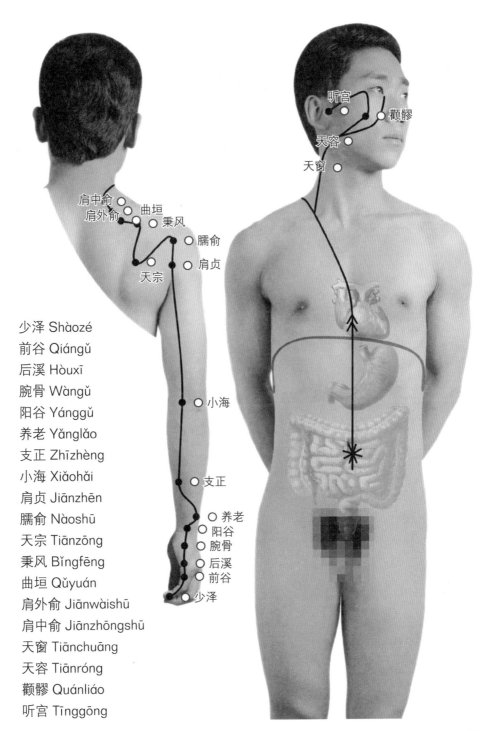

少泽 Shàozé
前谷 Qiángǔ
后溪 Hòuxī
腕骨 Wàngǔ
阳谷 Yánggǔ
养老 Yǎnglǎo
支正 Zhīzhèng
小海 Xiǎohǎi
肩贞 Jiānzhēn
臑俞 Nàoshū
天宗 Tiānzōng
秉风 Bǐngfēng
曲垣 Qǔyuán
肩外俞 Jiānwàishū
肩中俞 Jiānzhōngshū
天窗 Tiānchuāng
天容 Tiānróng
颧髎 Quánliáo
听宫 Tīnggōng

听宫
颧髎
天容
天窗
肩中俞 曲垣
肩外俞 秉风
臑俞
肩贞
天宗
小海
支正
养老
阳谷
腕骨
后溪
前谷
少泽

取穴速查
腧穴定位
肺 经
大肠经
胃 经
脾 经
心 经
小肠经
膀胱经
肾 经
心包经
三焦经
胆 经
肝 经
督 脉
任 脉

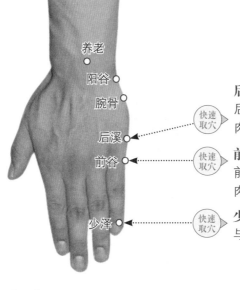

养老

阳谷

腕骨

后溪

前谷

少泽

后溪 握拳，第 5 掌指关节后缘，掌指横纹尺侧端赤白肉际处

前谷 握拳，小指掌指关节前缘，掌指横纹尺侧端赤白肉际处

少泽 伸小指，沿指甲底部与指尺侧引线交点处

快速取穴

快速取穴

快速取穴

少泽 Shàozé（井穴）

【**精准定位**】在手指，小指末节尺侧，距指甲根角侧上方 0.1 寸（指寸）。

【**功能**】清热通乳，散瘀利窍。

【**主治**】目生翳膜，耳聋，咽喉肿痛，乳腺炎，产后无乳，中风昏迷。

【**自我保健**】指压按摩：经常用指尖掐压少泽，每次 1~3 分钟。灸法：艾条灸 3~5 分钟。

前谷 Qiángǔ（荥穴）

【**精准定位**】在手指，第 5 掌指关节尺侧远端赤白肉际凹陷中。

【**功能**】疏风散热，清头明目，通经活络。

【**主治**】目生白翳，耳鸣，鼻衄，咽肿喉痹。颈项不得回顾，臂痛不得举。妇人产后无乳，疟疾。

【**自我保健**】指压按摩：经常用指尖掐压前谷，每次 1~3 分钟。灸法：艾条灸 5~10 分钟。

后溪 Hòuxī（输穴、八脉交会穴通督脉）

【**精准定位**】在手内侧，第 5 掌指关节尺侧近端赤白肉际凹陷中。

【**功能**】清头明目，安神定志，通经活络。

【**主治**】头项急痛，颈肩部疼痛，腰痛，腰扭伤，乳腺炎，疟疾。

【**自我保健**】指压按摩：经常用指尖掐压后溪，每次 1~3 分钟，以局部酸胀或向整个手掌部放散为度。灸法：艾条灸 5~10 分钟。

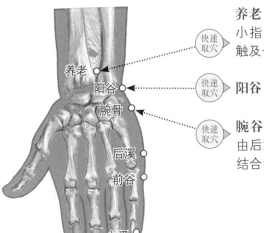

养老 屈腕，掌心向胸，沿小指侧隆起高骨往桡侧推，触及一骨缝处即是

阳谷 尺骨茎突远端凹陷中

腕谷 微握拳，掌心向胸，由后溪向腕部推，摸到两骨结合凹陷处即是

取穴速查
腧穴定位
肺 经
大肠经
胃 经
脾 经
心 经
小肠经
膀胱经
肾 经
心包经
三焦经
胆 经
肝 经
督 脉
任 脉

腕骨 Wàngǔ（原穴）

【精准定位】在腕区，第 5 掌骨基底与三角骨之间的赤白肉际凹陷中。

【功能】利湿退黄，通窍活络，增液消渴。

【主治】头痛，耳鸣，糖尿病，癫狂，惊风瘛疭。

【自我保健】指压按摩：用指尖掐压腕骨，每次 1~3 分钟，以局部酸胀为度。灸法：艾条灸 5~10 分钟。

阳谷 Yánggǔ（经穴）

【精准定位】在腕后区，尺骨茎突与三角骨之间的凹陷中。

【功能】清心明目，镇惊聪耳。

【主治】头痛，耳鸣，耳聋，肩痛不举，手腕外侧痛。

【自我保健】指压按摩：用指尖掐压阳谷，每次 1~3 分钟，以局部酸胀，甚则扩散至整个腕关节为度。灸法：艾条灸 5~10 分钟。

养老 Yǎnglǎo（郄穴）

【精准定位】在前臂后区，腕背横纹上 1 寸，尺骨头桡侧凹陷中。

【功能】明目清热，舒筋活络。

【主治】肩臂酸痛，急性腰痛。

【自我保健】指压按摩：用指尖掐压养老，每次 1~3 分钟，以手腕酸麻，向肩肘放散为度。灸法：艾条灸 10~20 分钟。

取穴速查

腧穴定位

肺经

大肠经

胃经

脾经

心经

小肠经

膀胱经

肾经

心包经

三焦经

胆经

肝经

督脉

任脉

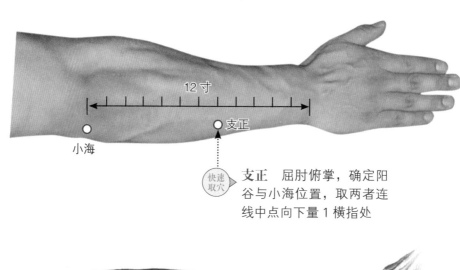

12寸

小海

支正

支正 屈肘俯掌，确定阳谷与小海位置，取两者连线中点向下量1横指处

快速取穴

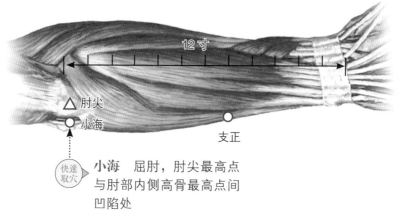

12寸

△ 肘尖

小海

支正

小海 屈肘，肘尖最高点与肘部内侧高骨最高点间凹陷处

快速取穴

支正 Zhīzhèng（络穴）

【精准定位】在前臂后区，腕背侧远端横纹上5寸，尺骨尺侧与尺侧腕屈肌之间。

【功能】清热解毒，安神定志，通经活络。

【主治】头痛，手指痛，腰背酸痛，四肢无力，糖尿病。

【自我保健】指压按摩：用指腹揉按支正，以局部重胀，可向下放散至手为度。灸法：艾条灸5~10分钟。

小海 Xiǎohǎi（合穴）

【精准定位】在肘后区，尺骨鹰嘴与肱骨内上髁之间凹陷中。

【功能】清热祛风，宁神定志。

【主治】头痛，耳聋，齿龈肿痛，癫狂痫证，颈项痛不得回顾，肘痛，上肢不举。

【自我保健】指压按摩：用指腹揉按小海，以局部酸胀，可有触电感向前臂及手部尺侧放散为度。灸法：艾条灸5~10分钟。

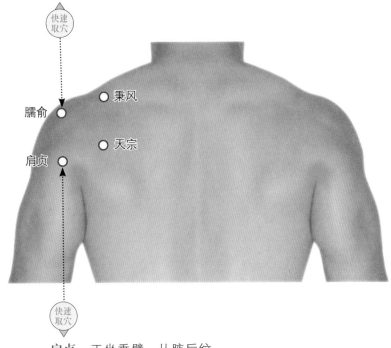

臑俞　手臂内收，腋后纹末
端直上与肩胛冈下缘交点

取穴速查

腧穴定位

肺经

大肠经

胃经

脾经

心经

小肠经

膀胱经

肾经

心包经

三焦经

胆经

肝经

督脉

任脉

快速取穴

臑俞

秉风

天宗

肩贞

快速取穴

肩贞　正坐垂臂，从腋后纹
头向上量 1 横指处

肩贞 Jiānzhēn

【精准定位】在肩胛区，肩关
节后下方，腋后纹头直上 1 寸。

【功能】清热止痛，通络聪耳。

【主治】肩胛痛，手臂麻痛，
耳鸣，耳聋，牙痛。

【自我保健】指压按摩：用拇
指指腹揉按肩贞，以肩部及肩胛
部酸胀为度。灸法：艾条灸 10~20
分钟。

臑俞 Nàoshū

【精准定位】在肩胛区，腋后
纹头直上，肩胛冈下缘凹陷中。

【功能】舒筋活络，消肿化痰。

【主治】肩臂酸痛无力，肩肿，
颈项瘰疬。

【自我保健】指压按摩：用拇
指指腹揉按臑俞，以局部酸胀为
度。灸法：艾条灸 10~20 分钟。

取穴速查

腧穴定位

肺经

大肠经

胃经

脾经

心经

小肠经

膀胱经

肾经

心包经

三焦经

胆经

肝经

督脉

任脉

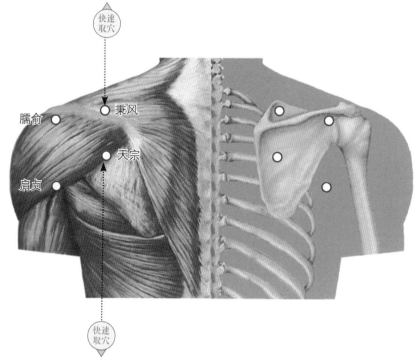

秉风 手臂内收，天宗直上，肩胛部凹陷处

快速取穴

臑俞 秉风

天宗

肩贞

快速取穴

天宗 以对侧手，由颈下过肩，手伸向肩胛骨处，中指指腹所在处

天宗 Tiānzōng

【精准定位】在肩胛区，肩胛冈中点与肩胛骨下角连线上 1/3 与 2/3 交点凹陷中。

【功能】通经活络，理气消肿。

【主治】肩胛痛，肘臂外后侧痛，气喘，乳痈。

【自我保健】指压按摩：用拇指指腹揉按天宗，以局部酸胀为度。灸法：艾条灸 5~15 分钟。

秉风 Bǐngfēng

【精准定位】在肩胛区，肩胛冈中点上方冈上窝中。

【功能】疏风活络，止咳化痰。

【主治】肩胛疼痛不举，上肢酸麻，咳嗽等。

【自我保健】指压按摩：用拇指指腹揉按秉风，以局部酸胀为度。灸法：艾条灸 5~15 分钟。

曲垣　低头，后颈部最突起椎体往下数 2 个椎体，即第 2 胸椎棘突，与臑俞穴连线中点处

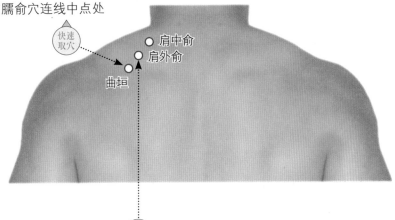

快速取穴

○ 肩中俞
○ 肩外俞
○ 曲垣

快速取穴

肩外俞　低头，后颈部最突起椎体往下数 1 个椎体处，旁开 4 横指处

曲垣 Qūyuán

【**精准定位**】在肩胛区，肩胛冈内侧端上缘凹陷中。

【**功能**】舒筋活络，散风止痛。

【**主治**】肩胛拘挛疼痛，肩胛疼痛不举，上肢酸麻，咳嗽等。

【**自我保健**】指压按摩：用拇指指腹揉按曲垣，以局部酸胀为度。灸法：艾条灸 10~20 分钟。

肩外俞 Jiānwàishū

【**精准定位**】在脊柱区，第 1 胸椎棘突下，后正中线旁开 3 寸。

【**功能**】舒筋活络，散风止痛。

【**主治**】肩背酸痛，颈项强急，上肢冷痛等。

【**自我保健**】指压按摩：用拇指指腹揉按肩外俞，以局部酸胀为度。灸法：艾条灸 10~20 分钟。

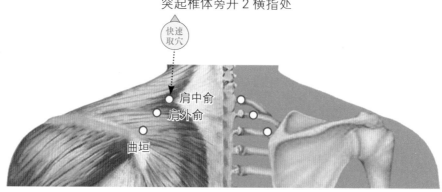

肩中俞　低头，后颈部最突起椎体旁开 2 横指处

快速取穴

肩中俞
肩外俞
曲垣

肩中俞 Jiānzhōngshū

【**精准定位**】在脊柱区，第 7 颈椎棘突下，后正中线旁开 2 寸。

【**功能**】宣肺解表，活络止痛。

【**主治**】咳嗽，肩背酸痛，颈项强急。

【**自我保健**】指压按摩：用拇指指腹揉按肩中俞，以局部酸胀为度。灸法：温和灸 10~15 分钟。

天窗 Tiānchuāng

【**精准定位**】在颈部，横平喉结，胸锁乳突肌的后缘。

【**功能**】利咽聪耳，祛风定志。

【**主治**】咽喉肿痛，耳聋，耳鸣，癫狂，中风，肩背酸痛。

【**自我保健**】指压按摩：用拇指指腹揉按天窗，以局部酸胀，扩散至耳部、枕部、咽喉部为度。灸法：艾条灸 5~10 分钟。

天容 Tiānróng

【**精准定位**】在颈部，下颌角后方，胸锁乳突肌的前缘凹陷中。

【**功能**】聪耳利咽，清热降逆。

【**主治**】咽喉肿痛，耳鸣，耳聋，颊肿，头项痈肿，呕逆。

【**自我保健**】指压按摩：直刺 0.5~0.8 寸，局部酸胀，可扩散至舌根或咽喉部。灸法：艾条灸 5~10 分钟。

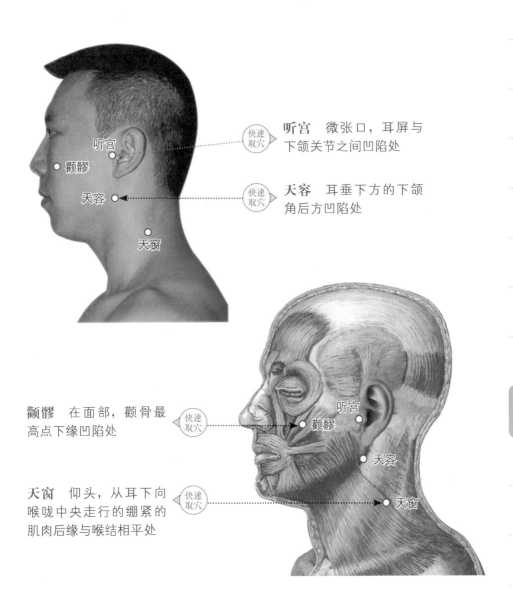

听宫　微张口，耳屏与下颌关节之间凹陷处

天容　耳垂下方的下颌角后方凹陷处

颧髎　在面部，颧骨最高点下缘凹陷处

天窗　仰头，从耳下向喉咙中央走行的绷紧的肌肉后缘与喉结相平处

取穴速查

腧穴定位

肺经

大肠经

胃经

脾经

心经

小肠经

膀胱经

肾经

心包经

三焦经

胆经

肝经

督脉

任脉

颧髎 Quánliáo

【精准定位】在面部，颧骨下缘，目外眦直下凹陷中。

【功能】清热消肿，祛风通络。

【主治】颊肿，面痛，目黄，口歪，龈肿齿痛。

【自我保健】指压按摩：经常按摩颧髎，以局部酸胀为度。灸法：艾条温和灸 5~10 分钟。

听宫 Tīnggōng

【精准定位】在面部，耳屏正中与下颌骨髁状突之间的凹陷中。

【功能】宣开耳窍，宁神定志。

【主治】耳鸣，耳聋，牙痛，癫狂病证。

【自我保健】指压按摩：用手指点按或点揉听宫，以局部酸胀为度。灸法：艾条灸 10~20 分钟。

足太阳膀胱经

经脉循行

足太阳膀胱经：从内眼角开始（睛明），上行额部（攒竹、眉冲、曲差；会神庭、头临泣），交会于头顶（五处、承光、通天；会百会）。

它的支脉：从头顶分出到耳上角（会曲鬓、率谷、浮白、头窍阴、完骨）。

其直行主干：从头顶入内络于脑（络却、玉枕；会脑户、风府），复出项部（天柱）分开下行：一支沿肩胛内侧，夹脊旁（会大椎、陶道；经大杼、风门、肺俞、厥阴俞、心俞、督俞、膈俞），到达腰中（肝俞、胆俞、脾俞、胃俞、三焦俞、肾俞），进入脊旁筋肉，络于肾，属于膀胱（气海俞、大肠俞、关元俞、小肠俞、膀胱俞、中膂俞、白环俞）。一支从腰中分出，夹脊旁，通过臀部，进入窝中（殷门、委中）。

它的支脉：从肩胛内侧分别下行，通过肩胛（附分、魄户、膏肓俞、神堂、膈关、魂门、阳纲、意舍、胃仓、肓门、志室、胞肓、秩边），经过髋关节部（会环跳穴），沿大腿外侧后边下行（浮郄、委阳），会合于腘窝中（委中），由此向下通过腓肠肌部（合阳、承筋、承山），出外踝后方（飞扬、跗阳、昆仑），沿第五跖骨粗隆（仆参、申脉、金门、京骨），到小趾的外侧（束骨、足通谷、至阴），下接足少阴肾经。

主治病候

本经腧穴主治头面、项背、下肢部病症以及神志病，脏腑病等，如眼疾，眉棱骨痛，头痛，头晕，癫狂，项、背、腰、臀及下肢后侧疼痛等，其中背部的背俞穴主治相应脏腑及组织器官病症。

足太阳经六十七，睛明目内红肉藏，
攒竹眉冲与曲差，五处上寸半承光，
通天络却玉枕昂，天柱后际大筋外，
大杼背部第二行，风门肺俞厥阴四，
心俞督俞膈俞强，肝胆脾胃俱挨次，
三焦肾气海大肠，关元小肠到膀胱，
中膂白环仔细量，自从大杼至白环，
各节节外寸半长，上髎次髎中复下，
一空二空腰髁当，会阳尾骨外端取，
附分夹脊第三行，魄户膏肓与神堂，
噫嘻膈关魂门九，阳纲意舍仍胃仓，
肓门志室胞肓续，二十椎下秩边场，
承扶臀横纹中央，殷门浮郄到委阳，
委中合阳承筋是，承山飞扬踝跗阳，
昆仑仆参连申脉，金门京骨束骨忙，
通谷至阴小趾旁。（一百三十四穴）

取穴速查
腧穴定位
肺经
大肠经
胃经
脾经
心经
小肠经
膀胱经
肾经
心包经
三焦经
胆经
肝经
督脉
任脉

足太阳膀胱经图

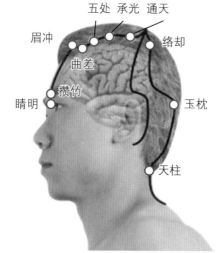
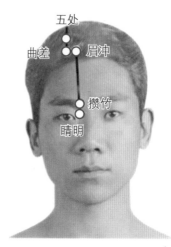

睛明 Jīngmíng	大肠俞 Dàchángshū	魂门 Húnmén
攒竹 Cuánzhú	气海俞 Qìhǎishū	阳纲 Yánggāng
眉冲 Méichōng	关元俞 Guānyuánshū	意舍 Yìshè
曲差 Qūchā	小肠俞 Xiǎochángshū	胃仓 Wèicāng
五处 Wǔchù	膀胱俞 Pángguāngshū	肓门 Huāngmén
承光 Chéngguāng	中膂俞 Zhōnglǚshū	志室 Zhìshì
通天 Tōngtiān	白环俞 Báihuánshū	胞肓 Bāohuāng
络却 Luòquè	上髎 Shàngliáo	秩边 Zhìbiān
玉枕 Yùzhěn	次髎 Cìliáo	合阳 Héyáng
天柱 Tiānzhù	中髎 Zhōngliáo	承筋 Chéngjīn
大杼 Dàzhù	下髎 Xiàliáo	承山 Chéngshān
风门 Fēngmén	会阳 Huìyáng	跗阳 Fūyáng
肺俞 Fèishū	承扶 Chéngfú	昆仑 Kūnlún
厥阴俞 Juéyīnshū	殷门 Yīnmén	飞扬 Fēiyáng
心俞 Xīnshū	浮郄 Fúxì	仆参 Púcān
督俞 Dūshū	委阳 Wěiyáng	申脉 Shēnmài
膈俞 Géshū	委中 Wěizhōng	金门 Jīnmén
肝俞 Gānshū	附分 Fùfēn	京骨 Jīnggǔ
胆俞 Dǎnshū	魄户 Pòhù	束骨 Shùgǔ
脾俞 Píshū	膏肓 Gāohuāng	足通谷 Zútōnggǔ
胃俞 Wèishū	神堂 Shéntáng	至阴 Zhìyīn
三焦俞 Sānjiāoshū	譩譆 Yìxǐ	
肾俞 Shènshū	膈关 Géguān	

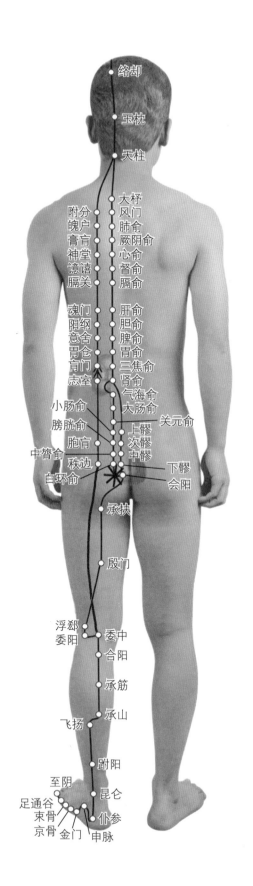

络却

玉枕

天柱

附分　　　大杼
魄户　　　风门
膏肓　　　肺俞
神堂　　　厥阴俞
譩譆　　　心俞
膈关　　　督俞
　　　　　膈俞

魂门　　　肝俞
阳纲　　　胆俞
意舍　　　脾俞
胃仓　　　胃俞
肓门　　　三焦俞
志室　　　肾俞
　　　　　气海俞
小肠俞　　大肠俞
膀胱俞　　上髎　　关元俞
胞肓　　　次髎
中膂俞　　秩边　中髎
白环俞　　　　　下髎
　　　　　　　　会阳

承扶

殷门

浮郄　　委中
委阳　　合阳

承筋

飞扬　　承山

跗阳

至阴　　昆仑
足通谷
束骨　　　　仆参
京骨　金门　申脉

取穴速查

瞼穴定位

肺　经

大肠经

胃　经

脾　经

心　经

小肠经

膀胱经

肾　经

心包经

三焦经

胆　经

肝　经

督　脉

任　脉

眉冲 手指自攒竹向上推，入发际半横指处按压有痛感处即是

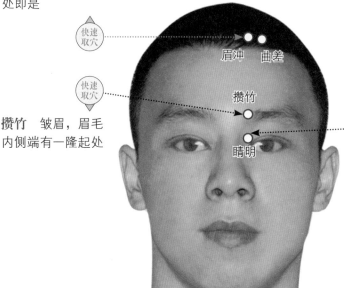

快速取穴

眉冲　曲差

攒竹

快速取穴

晴明

快速取穴

攒竹 皱眉，眉毛内侧端有一隆起处

晴明 正坐闭眼，手指置于内侧眼角稍上方，按压有一凹陷处

晴明 Jīngmíng

【**精准定位**】在面部，目内眦内上方眶内侧壁凹陷中。

【**功能**】明目退翳，祛风清热。

【**主治**】目赤肿痛，迎风流泪，近视，夜盲，色盲，急性腰扭伤，坐骨神经痛。

【**自我保健**】指压按摩：用拇指指尖轻轻掐按晴明，以局部酸胀为度。灸法：本穴禁灸。

攒竹 Cuánzhú

【**精准定位**】在面部，眉头凹陷中，额切迹处。

【**功能**】清热散风，活络明目。

【**主治**】头痛，眉棱骨痛，口眼歪斜。目赤肿痛，迎风流泪，近视，目视不明等。腰背扭伤，呃逆。

【**自我保健**】指压按摩：用拇指指腹揉按攒竹，以局部酸胀为度。灸法：此穴禁灸。

曲差　前发际正中直
上量0.5寸，再旁开
2横指处

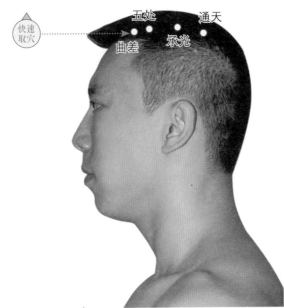

五处　　通天
快速取穴
曲差　承光

眉冲 Méichōng

【精准定位】在头部，额切际直上入发际0.5寸。

【功能】明目安神，祛风通络。

【主治】眩晕，头痛，鼻塞，目视不明。

【自我保健】指压按摩：用拇指指腹揉按眉冲，以局部酸胀为度。灸法：艾条灸5~10分钟。

曲差 Qūchā

【精准定位】在头部，前发际正中直上0.5寸，旁开1.5寸。

【功能】清头明目，通窍安神。

【主治】头痛，鼻塞，鼻衄。

【自我保健】指压按摩：用拇指指腹揉按曲差，以局部酸胀为度。灸法：艾条灸5~10分钟。

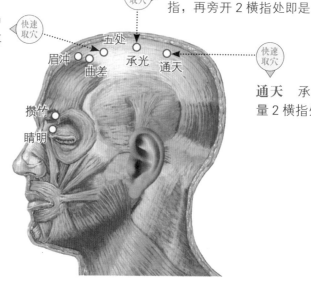

承光 前发际正中直上量3横指，再旁开2横指处即是

五处 前发际正中直上量1横指，再旁开2横指处

快速取穴

快速取穴

快速取穴

五处
眉冲 曲差 承光 通天

攒竹
睛明

通天 承光直上量2横指处即是

五处 Wǔchù

【精准定位】在头部，前发际正中直上 1.0 寸，旁开 1.5 寸。

【功能】清头明目，泄热息风。

【主治】小儿惊风，头痛，目眩，目视不明。

【自我保健】指压按摩：用拇指指腹揉按五处，以局部酸胀为度。灸法：艾条灸 5~10 分钟。

承光 Chéngguāng

【精准定位】在头部，前发际正中直上 2.5 寸，旁开 1.5 寸。

【功能】清热散风，明目通窍。

【主治】头痛，目痛，目眩，目视不明等。

【自我保健】指压按摩：用拇指指腹揉按承光，以局部酸胀为度。灸法：艾条灸 5~10 分钟。

通天 Tōngtiān

【精准定位】在头部，前发际正中直上 4.0 寸，旁开 1.5 寸处。

【功能】宣肺利鼻，散风清热。

【主治】头痛，头重。

【自我保健】指压按摩：用拇指指腹揉按通天，以局部酸胀为度。灸法：艾条灸 5~10 分钟。

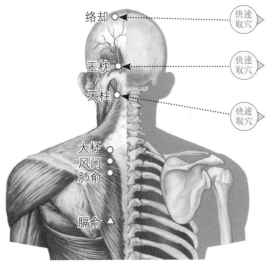

络却 承光直上量 4 横指处即是

玉枕 低头，后发际正中直上量 3 横指，再旁开 2 横指处即是

天柱 后发际正中旁开 2 横指处

络却 Luòquè

【精准定位】在头部，前发际正中直上 5.5 寸，旁开 1.5 寸。

【功能】祛风清热，明目通窍。

【主治】眩晕，鼻塞，目视不明，项肿，瘿瘤。

【自我保健】指压按摩：用拇指指腹揉按络却，以局部酸胀为度。灸法：艾条灸 5~10 分钟。

玉枕 Yùzhěn

【精准定位】在头部，后发际正中直上 2.5 寸，旁开 1.3 寸。

【功能】开窍明目，通经活络。

【主治】头痛，恶风寒，鼻塞，目痛，近视。

【自我保健】指压按摩：用拇指指腹揉按玉枕，以局部酸胀为度。灸法：艾条灸 5~10 分钟。

天柱 Tiānzhù

【精准定位】在颈后区，横平第 2 颈椎棘突上际，斜方肌外缘凹陷中。

【功能】强筋骨，安神志，清头目。

【主治】头痛，头晕，项强，鼻塞不闻香臭，目赤肿痛，咽痛，耳鸣耳聋，肩背痛。

【自我保健】指压按摩：用拇指指腹揉按天柱，以局部酸胀为度。灸法：艾条灸 5~10 分钟。

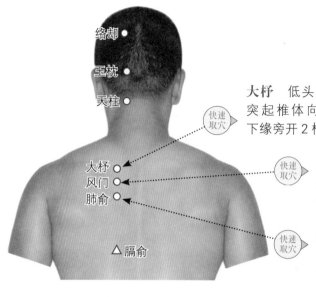

络却

玉枕

天柱

快速取穴

大杼 低头屈颈，后颈部最突起椎体向下推 1 个椎体，下缘旁开 2 横指处即是

快速取穴

风门 低头屈颈，后颈部最突起椎体向下推 2 个椎体，下缘旁开 2 横指处

大杼
风门
肺俞

快速取穴

肺俞 低头屈颈，后颈部最突起椎体向下推 3 个椎体，下缘旁开 2 横指处

△膈俞

大杼 Dàzhù（骨会）

【**精准定位**】在脊柱区，当第 1 胸椎棘突下，后正中线旁开 1.5 寸。

【**功能**】清热散风，强健筋骨。

【**主治**】肩背痛，腰背强痛，咳嗽，鼻塞，头痛，目眩。

【**自我保健**】指压按摩：用拇指指腹揉按大杼，以局部酸胀为度。灸法：艾条灸 5~10 分钟。

风门 Fēngmén

【**精准定位**】在脊柱区，第 2 胸椎棘突下，后正中线旁开 1.5 寸。

【**功能**】益气固表，祛风解表，泄胸中热。

【**主治**】外感咳嗽，发热头痛，鼻流清涕，鼻塞，颈项强痛，胸背疼痛。

【**自我保健**】指压按摩：用拇指指腹揉按风门，以局部酸胀为度。灸法：艾条灸 5~10 分钟。

肺俞 Fèishū（背俞穴）

【**精准定位**】在脊柱区，第 3 胸椎棘突下，后正中线旁开 1.5 寸。

【**功能**】清热解表，宣理肺气。

【**主治**】咳嗽，咳血，自汗盗汗，潮热，皮肤瘙痒，荨麻疹，痤疮。

【**自我保健**】指压按摩：用拇指指腹揉按肺俞，以局部酸胀为度。灸法：艾条灸 5~10 分钟。

心俞 肩胛骨下角水平连线与脊柱相交椎体处，往上推2个椎体，下缘旁开2横指处

厥阴俞 低头屈颈，后颈部最突起椎体向下推4个椎体，下缘旁开2横指处

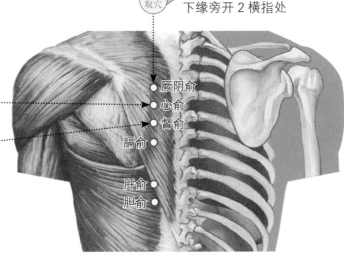

快速取穴

厥阴俞
心俞
督俞
膈俞
肝俞
胆俞

督俞 肩胛骨下角水平连线与脊柱相交椎体处，往上推1个椎体，正中线旁开2横指处

取穴速查

腧穴定位

肺 经

大肠经

胃 经

脾 经

心 经

小肠经

膀胱经

肾 经

心包经

三焦经

胆 经

肝 经

督 脉

任 脉

厥阴俞 Juéyīnshū（背俞穴）

【精准定位】在脊柱区，当第4胸椎棘突下，后正中线旁开1.5寸。

【功能】活血理气，清心宁志。

【主治】心痛，心悸，胸闷，咳嗽，呕吐，肩胛酸痛。

【自我保健】指压按摩：用拇指指腹揉按厥阴俞，以局部酸胀为度。灸法：艾条灸10~20分钟。

心俞 Xīnshū（背俞穴）

【精准定位】在脊柱区，第5胸椎棘突下，后正中线旁开1.5寸。

【功能】调气血，通心络，宁心神。

【主治】心痛，心悸，咳血，失眠，健忘，呕吐不食。肩背痛，梦遗。

【自我保健】指压按摩：用指腹揉按心俞，以局部酸胀为度。灸法：艾条灸10~20分钟。

督俞 Dūshū

【精准定位】在脊柱区，第6胸椎棘突下，后正中线旁开1.5寸。

【功能】理气活血，强心通脉。

【主治】心痛，腹痛，腹胀，肠鸣，呃逆。

【自我保健】指压按摩：用指腹揉按督俞，以局部酸胀为度。灸法：艾条灸10~20分钟。

取穴速查

腧穴定位

肺　经

大肠经

胃　经

脾　经

心　经

小肠经

膀胱经

肾　经

心包经

三焦经

胆　经

肝　经

督　脉

任　脉

膈俞 肩胛骨下角水平连线与脊柱相交椎体处，正中线旁开2横指处

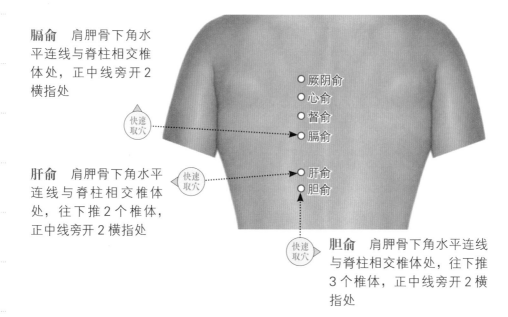

○ 厥阴俞
○ 心俞
○ 督俞
→ 膈俞
→ 肝俞
○ 胆俞

快速取穴

肝俞 肩胛骨下角水平连线与脊柱相交椎体处，往下推2个椎体，正中线旁开2横指处

快速取穴

胆俞 肩胛骨下角水平连线与脊柱相交椎体处，往下推3个椎体，正中线旁开2横指处

膈俞 Géshū（血会）

【精准定位】在脊柱区，第7胸椎棘突下，后正中线旁开1.5寸。

【功能】理气降逆，活血通脉。

【主治】咯血，衄血，便血，胸痛，胸闷，呕吐，盗汗，荨麻疹。

【自我保健】指压按摩：用指腹揉按膈俞，以局部酸胀为度。灸法：艾条灸10~20分钟。

肝俞 Gānshū（背俞穴）

【精准定位】在脊柱区，第9胸椎棘突下，后正中线旁开1.5寸。

【功能】疏肝理气，利胆解郁。

【主治】黄疸目赤痛痒，雀目，青盲，目视不明。咳血，吐血，鼻衄。

【自我保健】指压按摩：用指腹揉按肝俞，以局部酸胀为度。灸法：艾条灸10~20分钟。

胆俞 Dǎnshū（背俞穴）

【精准定位】在脊柱区，第10胸椎棘突下，后正中线旁开1.5寸。

【功能】疏肝利胆，养阴清热，和胃降逆。

【主治】黄疸，口苦，胸痛，腋下肿痛，潮热，头痛，失眠。

【自我保健】指压按摩：用指腹揉按胆俞，以局部酸胀为度。灸法：艾条灸10~20分钟。

脾俞 肚脐水平线与脊柱相交椎体处，往上推3个椎体，正中线旁开2横指处

胃俞 肚脐水平线与脊柱相交椎体处，往上推2个椎体，正中线旁开2横指处

三焦俞 肚脐水平线与脊柱相交椎体处，往上推1个椎体，正中线旁开2横指处

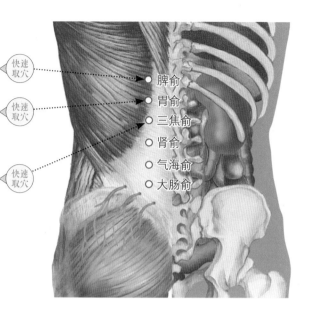

○ 脾俞
○ 胃俞
○ 三焦俞
○ 肾俞
○ 气海俞
○ 大肠俞

脾俞 Píshū（背俞穴）

【**精准定位**】在脊柱区，第11胸椎棘突下，后正中线旁开1.5寸。

【**功能**】健脾统血，和胃益气。

【**主治**】腹胀，呕吐，痢疾，胃痛，吐血，便血，尿血，糖尿病。

【**自我保健**】指压按摩：用指腹揉按脾俞，以局部酸胀为度。灸法：艾条灸10~20分钟。

胃俞 Wèishū（背俞穴）

【**精准定位**】在脊柱区，第12胸椎棘突下，后正中线旁开1.5寸。

【**功能**】和胃健脾，消食利湿。

【**主治**】胃脘痛，反胃，呕吐，肠鸣，泄泻，痢疾，小儿疳积。

【**自我保健**】指压按摩：用指腹揉按胃俞，以局部酸胀为度。灸法：艾条灸10~20分钟。

三焦俞 Sānjiāoshū（背俞穴）

【**精准定位**】在脊柱区，第1腰椎棘突下，后正中线旁开1.5寸。

【**功能**】调三焦，利水道，益元气，强腰膝。

【**主治**】水肿，小便不利，遗尿，腹水，肠鸣泄泻。

【**自我保健**】指压按摩：用指腹揉按三焦俞，以局部酸胀为度。灸法：艾条灸10~20分钟。

取穴速查

腧穴定位

肺　经

大肠经

胃　经

脾　经

心　经

小肠经

膀胱经

肾　经

心包经

三焦经

胆　经

肝　经

督　脉

任　脉

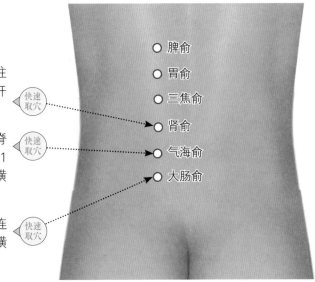

○ 脾俞

○ 胃俞

○ 三焦俞

○ 肾俞

○ 气海俞

○ 大肠俞

肾俞 肚脐水平线与脊柱相交椎体处，正中线旁开2横指处

（快速取穴）

气海俞 肚脐水平线与脊柱相交椎体处，往下推1个椎体，正中线旁开2横指处

（快速取穴）

大肠俞 两侧髂前上棘连线与脊柱交点，旁开2横指处

（快速取穴）

肾俞 Shènshū（背俞穴）

【精准定位】在脊柱区，第2腰椎棘突下，后正中线旁开1.5寸。

【功能】益肾强腰，壮阳利水，明目聪耳。

【主治】遗精，阳痿，月经不调，水肿，腰膝酸痛；眼花，耳鸣，耳聋。

【自我保健】指压按摩：用指腹揉按肾俞，以局部酸胀为度。灸法：艾条灸10~20分钟。

气海俞 Qìhǎishū

【精准定位】在脊柱区，第3腰椎棘突下，后正中线旁开1.5寸。

【功能】补肾壮阳，行气活血。

【主治】痛经，痔漏，腰痛，腿膝不利。

【自我保健】指压按摩：用指腹揉按气海俞，以局部酸胀为度。灸法：艾条灸10~20分钟。

大肠俞 Dàchángshū（背俞穴）

【精准定位】在脊柱，当第4腰椎棘突下，后正中线旁开1.5寸。

【功能】疏调肠胃，理气化滞。

【主治】腹痛，腹胀，泄泻，肠鸣，便秘，痢疾，腰背强痛等。

【自我保健】指压按摩：用指腹揉按大肠俞，以局部酸胀为度。灸法：艾条灸10~20分钟。

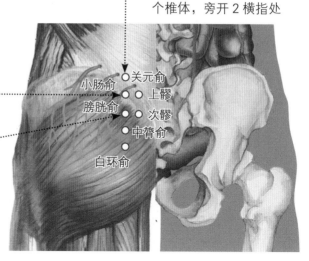

关元俞 两侧髂前上棘连线与脊柱交点，向下推1个椎体，旁开2横指处

小肠俞 两侧髂前上棘连线与脊柱交点，往下推2个椎体，旁开2横指处

快速取穴 关元俞

小肠俞 ○ 关元俞
上髎 ○
膀胱俞 ○ 次髎
○ 中膂俞
白环俞 ○

快速取穴

快速取穴

膀胱俞 两侧髂前上棘连线与脊柱交点，往下推3个椎体，旁开2横指处

取穴速查

腧穴定位

肺经

大肠经

胃经

脾经

心经

小肠经

膀胱经

肾经

心包经

三焦经

胆经

肝经

督脉

任脉

关元俞 Guānyuánshū

【**精准定位**】在脊柱区，第5腰椎棘突下，后正中线旁开1.5寸。

【**功能**】培元固本，调理下焦。

【**主治**】腹胀，泄泻，小便不利，遗尿，腰痛。

【**自我保健**】指压按摩：用指腹揉按关元俞，以局部酸胀为度。灸法：艾条灸10~20分钟。

小肠俞 Xiǎochángshū（**背俞穴**）

【**精准定位**】在骶区，横平第1骶后孔，骶正中嵴旁开1.5寸。

【**功能**】清热利湿，通调二便。

【**主治**】痢疾，泄泻，疝气，痔疾。

【**自我保健**】指压按摩：用指腹揉按小肠俞，以局部酸胀为度。灸法：艾条灸10~20分钟。

膀胱俞 Pángguāngshū（**背俞穴**）

【**精准定位**】在骶区，横平第2骶后孔，骶正中嵴旁开1.5寸。

【**功能**】清热利尿，培补下元。

【**主治**】小便赤涩，癃闭，遗尿，遗精。

【**自我保健**】指压按摩：用指腹揉按膀胱俞，以局部酸胀为度。灸法：艾条灸10~20分钟。

取穴速查

腧穴定位

肺经

大肠经

胃经

脾经

心经

小肠经

膀胱经

肾经

心包经

三焦经

胆经

肝经

督脉

任脉

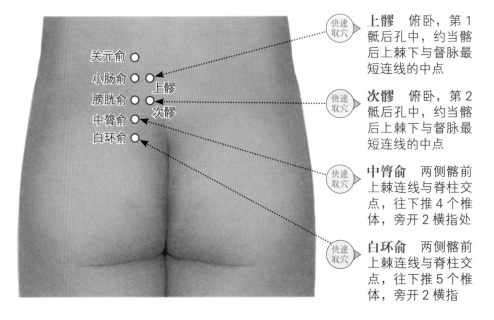

关元俞 ○
小肠俞 ○ ○ 上髎
膀胱俞 ○ ○ 次髎
中膂俞 ○
白环俞 ○

上髎 俯卧，第 1 骶后孔中，约当髂后上棘下与督脉最短连线的中点

次髎 俯卧，第 2 骶后孔中，约当髂后上棘下与督脉最短连线的中点

中膂俞 两侧髂前上棘连线与脊柱交点，往下推 4 个椎体，旁开 2 横指处

白环俞 两侧髂前上棘连线与脊柱交点，往下推 5 个椎体，旁开 2 横指

（快速取穴）

中膂俞 Zhōnglǚshū

【精准定位】在骶区，横平第 3 骶后孔，骶正中嵴旁开 1.5 寸。

【功能】温阳理气，清热散寒。

【主治】腰脊强痛，消渴，疝气，痢疾。

【自我保健】指压按摩：用指腹揉按中膂俞，以局部酸胀为度。灸法：艾条灸 10~20 分钟。

白环俞 Báihuánshū

【精准定位】在骶区，横平第 4 骶后孔，骶正中嵴旁开 1.5 寸。

【功能】调理下焦，温经活络。

【主治】白带，月经不调，疝气，遗精，腰腿痛。

【自我保健】指压按摩：用指腹揉按白环俞，以局部酸胀感扩散至臀部为度。灸法：艾条灸 5~10 分钟。

上髎 Shàngliáo

【精准定位】在骶区，正对第 1 骶后孔中。

【功能】补益下焦，清热利湿。

【主治】月经不调，带下，遗精，阳痿，阴挺，腰膝酸软。

【自我保健】指压按摩：用指腹揉压上髎，每次 3~5 分钟。灸法：艾条灸 5~10 分钟。

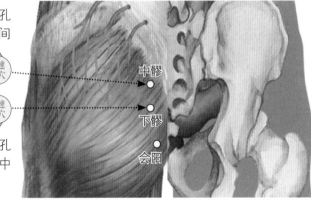

中髎　俯卧，第3骶后孔中，约当中膂俞与督脉之间

中髎

下髎

会阳

快速取穴

快速取穴

下髎　俯卧，第4骶后孔中，约当白环俞与后背正中线之间

取穴速查

腧穴定位

肺经

大肠经

胃经

脾经

心经

小肠经

膀胱经

肾经

心包经

三焦经

胆经

肝经

督脉

任脉

次髎 Cìliáo

【**精准定位**】在骶区，正对第2骶后孔中。

【**功能**】补益下焦，清热利湿。

【**主治**】月经不调，带下，遗精，阳痿，阴挺，腰骶痛，膝软。

【**自我保健**】指压按摩：用指腹揉压次髎，每次3~5分钟。灸法：艾条灸5~10分钟。

中髎 Zhōngliáo

【**精准定位**】在骶区，正对第3骶孔中。

【**功能**】补益下焦，清热利湿。

【**主治**】月经不调，带下，遗精，阳痿，阴挺，腰骶痛，膝软。

【**自我保健**】指压按摩：用指腹揉压中髎，每次3~5分钟。灸法：艾条灸5~10分钟。

下髎 Xiàliáo

【**精准定位**】在骶区，正对第4骶后孔中。

【**功能**】补益下焦，清热利湿。

【**主治**】月经不调，带下，遗精，阳痿，阴挺，二便不利，腰骶痛，膝软。

【**自我保健**】指压按摩：用指腹揉压下髎，每次3~5分钟。灸法：艾条灸5~10分钟。

取穴速查

腧穴定位

肺　经

大肠经

胃　经

脾　经

心　经

小肠经

膀胱经

肾　经

心包经

三焦经

胆　经

肝　经

督　脉

任　脉

会阳 Huìyáng

【**精准定位**】在骶区，尾骨端旁开 0.5 寸。

【**功能**】清热利湿，理气升阳。

【**主治**】泄泻，痢疾，痔疾，便血，阳痿，带下。

【**自我保健**】指压按摩：用指腹按压会阳，以局部有酸胀感为佳。灸法：艾条灸 5~10 分钟。

承扶 Chéngfú

【**精准定位**】在股后区，臀沟的中点。

【**功能**】舒筋活络，通调二便。

【**主治**】腰、骶、臀、股部疼痛，下肢瘫痪，痔疮。

【**自我保健**】指压按摩：用指腹按压承扶，以局部有酸胀感为佳。灸法：艾条灸 10~20 分钟。

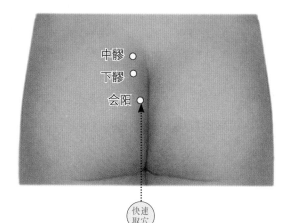

会阳　俯卧，顺着脊柱向下摸到尽头，旁开半个大拇指处即是

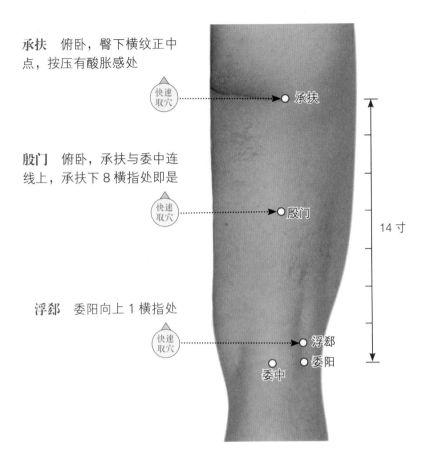

承扶　俯卧，臀下横纹正中点，按压有酸胀感处

快速取穴 ····→ ● 承扶

殷门　俯卧，承扶与委中连线上，承扶下8横指处即是

快速取穴 ····→ ● 殷门

浮郄　委阳向上1横指处

快速取穴 ····→ ● 浮郄
● 委阳
● 委中

14寸

取穴速查
腧穴定位
肺经
大肠经
胃经
脾经
心经
小肠经
膀胱经
肾经
心包经
三焦经
胆经
肝经
督脉
任脉

殷门 Yīnmén

【**精准定位**】在股后区，臀沟下6寸，股二头肌与半腱肌之间。

【**功能**】舒筋通络，强健腰腿。

【**主治**】腰、骶、臀、股部疼痛，下肢瘫痪。

【**自我保健**】指压按摩：用指腹按压殷门，以局部有酸胀感为佳。灸法：艾条灸10~20分钟。

浮郄 Fúxì

【**精准定位**】在膝后区，腘横纹上1寸，股二头肌腱的内侧缘。

【**功能**】通经活络，舒筋利节。

【**主治**】腰、骶、臀、股部疼痛，腘筋挛急，下肢瘫痪。

【**自我保健**】指压按摩：用指腹点按浮郄，以局部有酸胀感为佳。灸法：艾条灸10~20分钟。

取穴速查

腧穴定位

肺经

大肠经

胃经

脾经

心经

小肠经

膀胱经

肾经

心包经

三焦经

胆经

肝经

督脉

任脉

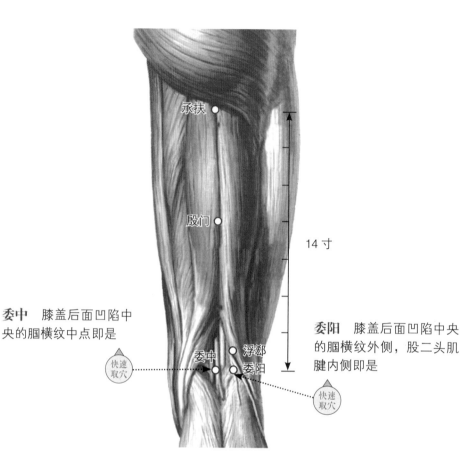

承扶

殷门

14寸

委中　膝盖后面凹陷中央的腘横纹中点即是

委阳　膝盖后面凹陷中央的腘横纹外侧，股二头肌腱内侧即是

委中　浮郄　委阳

快速取穴

快速取穴

委阳 Wěiyáng（三焦下合穴）

【**精准定位**】在膝部，腘横纹上，当股二头肌腱内侧缘。

【**功能**】通利三焦，舒筋通络。

【**主治**】排尿困难，水肿，便秘，腰背部疼痛。

【**自我保健**】指压按摩：用指腹点按委阳，以局部有酸胀感为佳。灸法：艾条灸10~20分钟。

委中 Wěizhōng（合穴、膀胱下合穴）

【**精准定位**】在膝后区，腘横纹中点。

【**功能**】清暑泄热，凉血解毒，醒脑安神，舒筋活络。

【**主治**】腰脊痛，半身不遂，皮肤瘙痒。腹痛，吐泻。

【**自我保健**】指压按摩：用拇指指腹点按委中，以产生沉、麻、胀感，并向下传导至足部为佳。灸法：艾条灸10~20分钟。

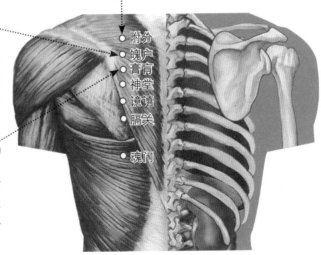

附分　低头屈颈，颈背交界处椎骨高突向下推2个椎体，下缘旁开4横指处

快速取穴

魄户　低头屈颈，颈背交界处椎骨高突向下推3个椎体，下缘旁开4横指处

快速取穴

膏肓　低头屈颈，颈背交界处椎骨高突向下推4个椎体，下缘旁开4横指处

快速取穴

附分
魄户
膏肓
神堂
譩譆
膈关

魂门

取穴速查
腧穴定位
肺经
大肠经
胃经
脾经
心经
小肠经
膀胱经
肾经
心包经
三焦经
胆经
肝经
督脉
任脉

附分 Fùfēn

【精准定位】在脊柱区，第2胸椎棘突下，后正中线旁开3寸。

【功能】祛风散邪，疏通经络。

【主治】肩背拘急疼痛，颈项强痛，肘臂麻木疼痛。

【自我保健】指压按摩：用指腹点按附分，以局部有酸胀感为佳。灸法：艾条灸10~20分钟。

魄户 Pòhù

【精准定位】在脊柱区，第3胸椎棘突下，后正中线旁开3寸。

【功能】补肺滋阴，下气降逆。

【主治】咳嗽，气喘，项强，肩背痛。

【自我保健】指压按摩：用指腹点按魄户，以局部有酸胀感为佳。灸法：艾条灸10~20分钟。

膏肓 Gāohuāng

【精准定位】在脊柱区，第4胸椎棘突下，后正中线旁开3寸。

【功能】补虚益损，调理肺气。

【主治】咳嗽，气喘，盗汗，健忘，遗精，完谷不化。

【自我保健】指压按摩：用指腹点按膏肓，以局部有酸胀感为佳。灸法：艾条灸20~30分钟。

取穴速查
腧穴定位
肺经
大肠经
胃经
脾经
心经
小肠经
膀胱经
肾经
心包经
三焦经
胆经
肝经
督脉
任脉

神堂 低头屈颈，颈背交界处椎骨高突向下推 5 个椎体，下缘旁开 4 横指处

谚语 肩胛骨下角水平连线与脊柱相交椎体处，往上推 1 个椎体，正中线旁开 4 横指处

膈关 肩胛骨下角水平连线与脊柱相交椎体处，正中线旁开 4 横指处

（快速取穴）

附分
魄户
膏肓
神堂
谚语
膈关
魂门

魂门 肩胛骨下角水平连线与脊柱相交椎体处，往下推 2 个椎体，正中线旁开 4 横指处

神堂 Shéntáng

【**精准定位**】在脊柱区，第 5 胸椎棘突下，后正中线旁开 3 寸。

【**功能**】宁心安神，活血通络。

【**主治**】心痛，心悸，心烦胸闷，失眠，健忘，梦遗，盗汗。

【**自我保健**】指压按摩：用指腹点按神堂，以局部有酸胀感为佳。灸法：艾条灸 20~30 分钟。

谚语 Yìxǐ

【**精准定位**】在脊柱区，第 6 胸椎棘突下，后正中线旁开 3 寸处。

【**功能**】止咳平喘，通窍活络。

【**主治**】咳嗽，气喘，肩背痛。

【**自我保健**】指压按摩：用指腹点按谚语，以局部有酸胀感为佳。灸法：艾条灸 5~10 分钟。

膈关 Géguān

【**精准定位**】在脊柱区，第 7 胸椎棘突下，后正中线旁开 3 寸。

【**功能**】理气宽胸，和胃降逆。

【**主治**】消化不良，呕吐，嗳气，脊背强痛。

【**自我保健**】指压按摩：用指腹点按膈关，以局部有酸胀感为佳。灸法：艾条灸 5~10 分钟。

魂门 Húnmén

【精准定位】在脊柱区，第9胸椎棘突下，后正中线旁开3寸处。

【功能】疏肝理气，健脾和胃。

【主治】胸胁胀痛，饮食不下，呕吐，肠鸣泄泻，背痛。

【自我保健】指压按摩：用指腹点按魂门，以局部有酸胀感为佳。灸法：艾条灸5~10分钟。

阳纲 Yánggāng

【精准定位】在脊柱区，第10胸椎棘突下，后正中线旁开3寸。

【功能】清热利胆，和中化滞。

【主治】泄泻，黄疸，腹痛，肠鸣，糖尿病。

【自我保健】指压按摩：用指腹点按阳纲，以局部有酸胀感为佳。灸法：艾条灸5~10分钟。

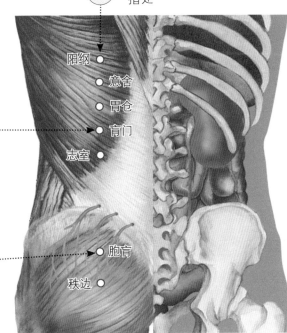

阳纲 肩胛骨下角水平连线与脊柱相交椎体处，往下推3个椎体，正中线旁开4横指处

快速取穴

阳纲
意舍
胃仓
肓门
志室

肓门 肚脐水平线与脊柱相交椎体处，往上推1个椎体，正中线旁开4横指处

快速取穴

胞肓
秩边

胞肓 两侧髂前上棘连线与脊柱交点，往下推3个椎体，后正中线旁开4横指处

快速取穴

取穴速查
腧穴定位
肺经
大肠经
胃经
脾经
心经
小肠经
膀胱经
肾经
心包经
三焦经
胆经
肝经
督脉
任脉

取穴速查

腧穴定位

肺　经

大肠经

胃　经

脾　经

心　经

小肠经

膀胱经

肾　经

心包经

三焦经

胆　经

肝　经

督　脉

任　脉

意舍 Yìshè

【精准定位】在脊柱区，第 11 胸椎棘突下，后正中线旁开 3 寸处。

【功能】健脾和胃，清热利湿。

【主治】腹胀，泄泻，呕吐，食欲不佳。

【自我保健】指压按摩：用指腹点按意舍，以局部有酸胀感为佳。灸法：艾条灸 10~15 分钟。

胃仓 Wèicāng

【精准定位】在脊柱区，第 12 胸椎棘突下，后正中线旁开 3 寸处。

【功能】健脾和胃，消积导滞。

【主治】胃痛，小儿食积，腹胀，水肿，脊背痛。

【自我保健】指压按摩：用指腹点按胃仓，以局部有酸胀感为佳。灸法：艾条灸 10~30 分钟。

肓门 Huāngmén

【精准定位】在腰区，第 1 腰椎棘突下，后正中线旁开 3 寸处。

【功能】调理肠胃，化滞消痞。

【主治】痞块，乳腺炎，上腹痛，便秘，腰肌劳损。

【自我保健】指压按摩：用指腹点按肓门，以局部有酸胀感为佳。灸法：艾条灸 5~10 分钟。

志室 Zhìshì

【精准定位】在腰区，第 2 腰椎棘突下，后正中线旁开 3 寸处。

【功能】补肾益精，调经止带，利湿通淋，强壮腰膝。

【主治】遗精，阳痿，阴痛水肿，小便不利，腰脊强痛。

【自我保健】指压按摩：用按摩锤或手握空拳捶打志室，以局部有酸胀感为佳。灸法：艾条灸 10~20 分钟。

胞肓 Bāohuāng

【精准定位】在骶区，横平第 2 骶后孔，骶正中嵴旁开 3 寸。

【功能】补肾壮腰，舒筋活络。

【主治】小便不利，腰脊痛，腹胀，肠鸣，便秘。

【自我保健】指压按摩：用按摩锤或手握空拳捶打胞肓，以局部有酸胀感为佳。灸法：艾条灸 5~10 分钟。

取穴速查
腧穴定位
肺经
大肠经
胃经
脾经
心经
小肠经
膀胱经
肾经
心包经
三焦经
胆经
肝经
督脉
任脉

意舍 肚脐水平线与脊柱相交椎体处，往上推3个椎体，下缘旁开4横指处

胃仓 肚脐水平线与脊柱相交椎体处，往上推2个椎体，正中线旁开4横指处

志室 肚脐水平线与脊柱相交椎体处，正中线旁开4横指处

秩边 两侧髂前上棘连线与脊柱交点，往下推5个椎体，后正中线旁开4横指处

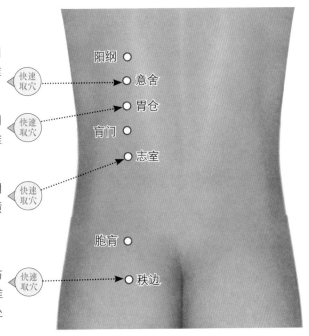

阳纲 ○
意舍
胃仓
肓门 ○
志室
胞肓 ○
秩边

快速取穴
快速取穴
快速取穴
快速取穴

秩边 Zhìbiān

【**精准定位**】在骶区，横平第4骶后孔，骶正中嵴旁开3寸。

【**功能**】舒筋通络，强健腰膝，疏调下焦。

【**主治**】腰骶痛，下肢痿痹，痔疾，大、小便不利。

【**自我保健**】指压按摩：点按秩边，以局部酸胀，有麻电感向下肢放散为佳。灸法：艾条灸10~20分钟。

合阳 Héyáng

【**精准定位**】在小腿后区，腘横纹下2寸，腓肠肌内、外侧头之间。

【**功能**】活血调经，舒筋通络，强健腰膝。

【**主治**】腰脊痛，下肢酸痛，痿痹，崩漏，带下。

【**自我保健**】指压按摩：用指腹揉压合阳，以局部酸胀为佳。灸法：艾条灸10~20分钟。

取穴速查

腧穴定位

肺经

大肠经

胃经

脾经

心经

小肠经

膀胱经

肾经

心包经

三焦经

胆经

肝经

督脉

任脉

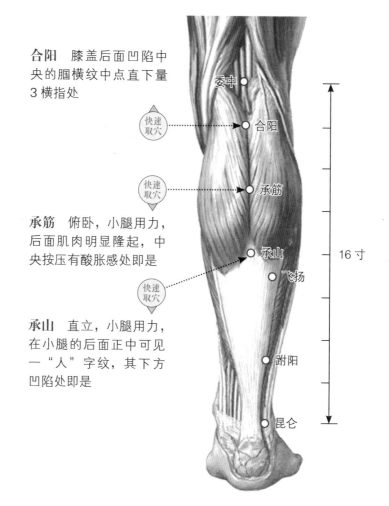

合阳　膝盖后面凹陷中央的腘横纹中点直下量3横指处

委中

快速取穴　合阳

快速取穴　承筋

承筋　俯卧，小腿用力，后面肌肉明显隆起，中央按压有酸胀感处即是

承山

飞扬

快速取穴

16寸

承山　直立，小腿用力，在小腿的后面正中可见一"人"字纹，其下方凹陷处即是

跗阳

昆仑

承筋 Chéngjīn

【精准定位】小腿后区，腘横纹下5寸，腓肠肌肌腹之间。

【功能】舒筋通络，强健腰膝，通调大肠。

【主治】小腿痛，抽筋，腰背拘急，痔疮。

【自我保健】指压按摩：用指腹揉压承筋，以局部酸胀为佳。灸法：艾条灸10~20分钟。

承山 Chéngshān

【精准定位】在小腿后区，腓肠肌两肌腹与肌腱交角处。

【功能】舒筋活络，调理肠腑。

【主治】痔疮，便秘，脱肛，鼻衄，疝气，腰背痛，腿痛。

【自我保健】指压按摩：用指腹揉压承山，以局部酸胀为佳。灸法：艾条灸10~20分钟。

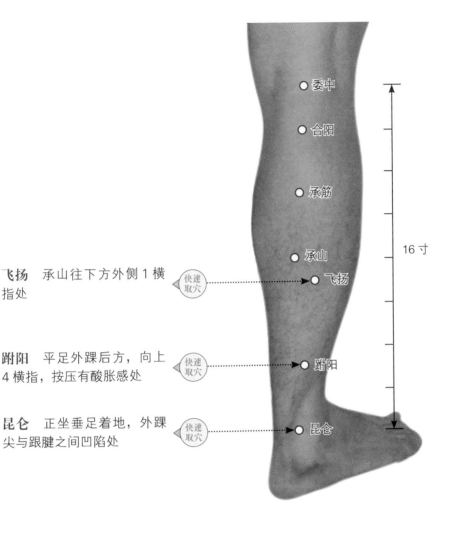

取穴速查

腧穴定位

肺经

大肠经

胃经

脾经

心经

小肠经

膀胱经

肾经

心包经

三焦经

胆经

肝经

督脉

任脉

委中

合阳

承筋

承山

飞扬

跗阳

昆仑

16 寸

飞扬 承山往下方外侧 1 横指处

快速取穴

跗阳 平足外踝后方，向上 4 横指，按压有酸胀感处

快速取穴

昆仑 正坐垂足着地，外踝尖与跟腱之间凹陷处

快速取穴

飞扬 Fēiyáng（络穴）

【精准定位】在小腿后区，昆仑直上 7 寸，腓肠肌外下缘与跟腱移行处。

【功能】舒筋活络，清热消肿。

【主治】头痛，目眩，鼻衄，痛风足趾不得屈伸，痔疮，癫狂。

【自我保健】指压按摩：用指甲掐按飞扬，以局部酸胀为佳。灸法：艾条灸 5~10 分钟。

跗阳 Fūyáng（阳跷郄穴）

【精准定位】在小腿后区，昆仑直上 3 寸，腓骨与跟腱之间。

【功能】通经活络，清热散风。

【主治】腰、骶、髋、股后外疼痛，头痛，头重。

【自我保健】指压按摩：用指腹揉压承筋，以局部酸胀为佳。灸法：艾条灸 5~10 分钟。

取穴速查

腧穴定位

肺　经

大肠经

胃　经

脾　经

心　经

小肠经

膀胱经

肾　经

心包经

三焦经

胆　经

肝　经

督　脉

任　脉

昆仑 Kūnlún（经穴）

【**精准定位**】在踝区，外踝尖与跟腱之间的凹陷中。

【**功能**】舒筋活络，清头明目。

【**主治**】头痛，目眩，项强，腰骶疼痛，脚跟肿痛，难产，疟疾。

【**自我保健**】指压按摩：曲食指，用指关节揉压昆仑，以局部酸胀为佳。灸法：艾条灸 10~20 分钟。

仆参 Púcān

【**精准定位**】昆仑穴直下，跟骨外侧，赤白肉际处。

【**功能**】舒筋骨，利腰腿。

【**主治**】下肢麻木，足跟痛，脚气，膝肿，癫痫。

【**自我保健**】指压按摩：用指甲掐按仆参，以局部酸胀为佳。灸法：艾条灸 5~10 分钟。

申脉 Shēnmài（八脉交会穴通阳跷）

【**精准定位**】在踝区，外踝尖直下外踝下缘与跟骨之间凹陷中。

【**功能**】活血理气，宁志安神。

【**主治**】失眠，癫痫，中风不省人事。偏正头痛，眩晕。

【**自我保健**】指压按摩：用指甲掐按申脉，以局部酸胀为佳。灸法：艾条灸 5~10 分钟。

金门 Jīnmén（郄穴）

【**精准定位**】在足背，外踝前缘直下，第 5 跖骨粗隆后方，骰骨下缘凹陷中。

【**功能**】通经活络，清脑安神。

【**主治**】牙痛，肩背痛，腰膝酸痛，下肢麻木，外踝红肿，足部扭伤。

【**自我保健**】指压按摩：用指甲掐按金门，以局部酸胀为佳。灸法：艾条灸 5~10 分钟。

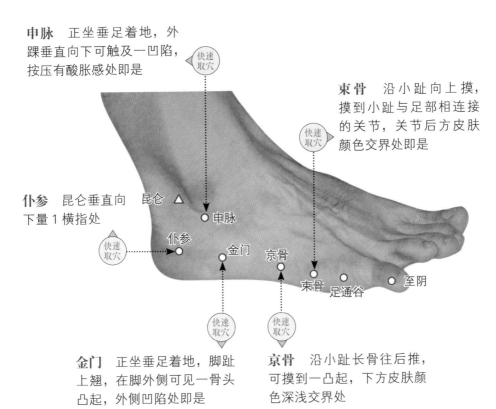

申脉 正坐垂足着地，外踝垂直向下可触及一凹陷，按压有酸胀感处即是

束骨 沿小趾向上摸，摸到小趾与足部相连接的关节，关节后方皮肤颜色交界处即是

仆参 昆仑垂直向下量1横指处

金门 正坐垂足着地，脚趾上翘，在脚外侧可见一骨头凸起，外侧凹陷处即是

京骨 沿小趾长骨往后推，可摸到一凸起，下方皮肤颜色深浅交界处

取穴速查

腧穴定位

肺经

大肠经

胃经

脾经

心经

小肠经

膀胱经

肾经

心包经

三焦经

胆经

肝经

督脉

任脉

京骨 Jīnggǔ（原穴）

【**精准定位**】在跖区，第5跖骨粗隆前下方，赤白肉际处。

【**功能**】清热散风，宁心安神。

【**主治**】头痛，眩晕，半身不遂，癫痫。

【**自我保健**】指压按摩：用指甲掐按京骨，以局部酸胀为佳。灸法：艾条灸5~10分钟。

束骨 Shùgǔ（输穴）

【**精准定位**】在跖区，第5跖趾关节的近端，赤白肉际处。

【**功能**】通经活络，清热散风。

【**主治**】头痛，眩晕，目赤目翳，鼻塞鼻衄。癫狂，惊痫。颈强，腰背痛，背生疔疮，痔疮，下肢后侧痛。

【**自我保健**】指压按摩：用指甲掐按束骨，以局部酸胀为佳。灸法：艾条灸5~10分钟。

取穴速查

腧穴定位

肺经

大肠经

胃经

脾经

心经

小肠经

膀胱经

肾经

心包经

三焦经

胆经

肝经

督脉

任脉

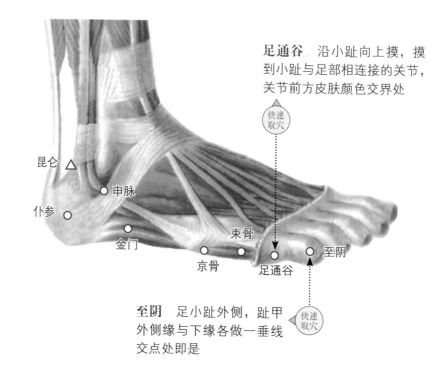

足通谷 沿小趾向上摸，摸到小趾与足部相连接的关节，关节前方皮肤颜色交界处

快速取穴

昆仑 △

申脉

仆参

金门

京骨

束骨

足通谷

至阴

快速取穴

至阴 足小趾外侧，趾甲外侧缘与下缘各做一垂线交点处即是

快速取穴

足通谷 Zútōnggǔ（荥穴）

【**精准定位**】在足趾，第 5 跖趾关节的远端，赤白肉际处。

【**功能**】疏通经气，安神益智。

【**主治**】头痛，项强，目眩，癫狂。

【**自我保健**】指压按摩：用指甲掐按足通谷，以局部酸胀为佳。灸法：艾条灸 5~10 分钟。

至阴 Zhìyīn（井穴）

【**精准定位**】在足趾，小趾末节外侧，趾甲根角侧后方 0.1 寸（指寸）。

【**功能**】活血理气，正胎催产，清头明目。

【**主治**】头痛，鼻塞，鼻衄，目痛。胞衣不下，胎位不正，难产。

【**自我保健**】指压按摩：用指甲掐按至阴，以局部酸胀为佳。灸法：艾条灸 10~20 分钟。

足少阴肾经

经脉循行

足少阴肾经：从脚小趾下边开始，斜向脚底心（涌泉），出于舟骨粗隆下（然谷、照海、水泉），沿内踝之后（太溪），分支进入脚跟中（大钟）；上向小腿内（复溜、交信；会三阴交），出腘窝内侧（筑宾、阴谷），上大腿内后侧，通过脊柱属于肾，络于膀胱。

它直行的主脉：从肾向上，通过肝、膈，进入肺中，沿着喉咙，夹舌根旁。

它的支脉：从肺出来，络于心，流注于胸中，接手厥阴心包经。

主治病候

本经腧穴主治妇科病，前阴病，肾、肺、咽喉病及经脉循行位置的病症。如咳血，气喘，咽喉肿痛，水肿，大便秘结，泄泻，腰痛，脊股内后侧痛，痿弱无力，足心热等症。

经穴歌诀

肾经经穴歌

足少阴穴二十七，涌泉然谷太溪溢，大钟水泉通照海，复溜交信筑宾实，
阴谷膝内跗骨后，以上从足走至膝，横骨大赫联气穴，四满中注肓俞脐，
商曲石关阴都密，通谷幽门寸半脐，折量腹上分十一，步廊神封膺灵墟，
神藏彧中俞府全。（左右共五十四穴）

足少阴肾经图

取穴速查
腧穴定位
肺 经
大肠经
胃 经
脾 经
心 经
小肠经
膀胱经
肾经
心包经
三焦经
胆 经
肝 经
督 脉
任 脉

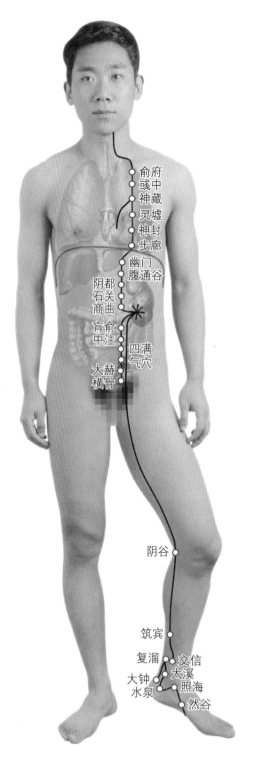
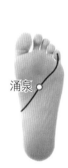

涌泉 Yǒngquán
然谷 Rángǔ
大钟 Dàzhōng
水泉 Shuǐquán
太溪 Tàixī
照海 Zhàohǎi
复溜 Fùliū
交信 Jiāoxìn
筑宾 Zhùbīn
阴谷 Yīngǔ
横骨 Hénggǔ
大赫 Dàhè
气穴 Qìxué
四满 Sìmǎn
中注 Zhōngzhù
肓俞 Huāngshū
商曲 Shāngqū
阴都 Yīndū
石关 Shíguān
腹通谷 Fùtōnggǔ
幽门 Yōumén
步廊 Bùláng
神封 Shénfēng
灵墟 Língxū
神藏 Shéncáng
彧中 Yùzhōng
俞府 Shūfǔ

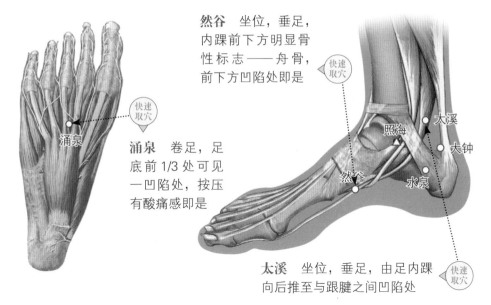

然谷 坐位，垂足，内踝前下方明显骨性标志——舟骨，前下方凹陷处即是

涌泉 卷足，足底前 1/3 处可见一凹陷处，按压有酸痛感即是

太溪 坐位，垂足，由足内踝向后推至与跟腱之间凹陷处

取穴速查
腧穴定位
肺经
大肠经
胃经
脾经
心经
小肠经
膀胱经
肾经
心包经
三焦经
胆经
肝经
督脉
任脉

涌泉 Yǒngquán（井穴）

【**精准定位**】在足底，屈足卷趾时足心最凹陷处。

【**功能**】滋阴益肾，平肝息风、醒脑开窍。

【**主治**】头痛，头晕，咽喉肿痛，难产，下肢瘫痪。

【**自我保健**】指压按摩：用拇指或食指指腹按揉涌泉，以局部胀痛或扩散至整个足底部为佳。灸法：艾条灸 5~10 分钟。

然谷 Rángǔ（荥穴）

【**精准定位**】在足内侧，足舟骨粗隆下方，赤白肉际处。

【**功能**】滋阴补肾，清热利湿。

【**主治**】月经不调，胸胁胀满。

【**自我保健**】指压按摩：用拇指指腹按揉然谷，每次 1~3 分钟。灸法：艾条灸 5~10 分钟。

太溪 Tàixī（输穴、原穴）

【**精准定位**】在踝区，内踝尖与跟腱之间的凹陷中。

【**功能**】滋阴益肾，培土生金。

【**主治**】遗精，阳痿，小便频，水肿，不孕，失眠，咽喉肿痛，耳鸣耳聋，夜盲，足跟痛，腰痛，脱发，糖尿病。

【**自我保健**】指压按摩：用拇指指腹按压太溪，每次 3~5 分钟。灸法：艾条灸 5~10 分钟。

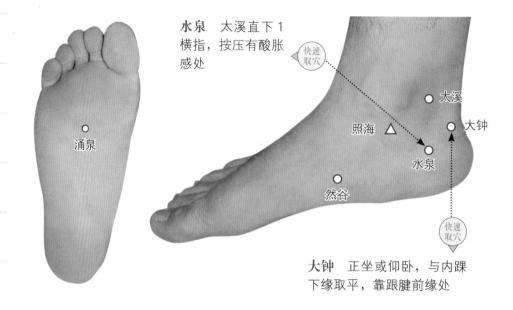

水泉　太溪直下 1 横指，按压有酸胀感处

快速取穴

太溪

大钟

照海 △

水泉

然谷

涌泉

快速取穴

大钟　正坐或仰卧，与内踝下缘取平，靠跟腱前缘处

大钟 Dàzhōng（络穴）

【**精准定位**】在跟区，内踝后下方，跟骨上缘，跟腱附着部前缘凹陷中。

【**功能**】利水消肿，益肾调经，清热安神。

【**主治**】咽喉肿痛，月经不调，遗精，腹泻，腰脊强痛。

【**自我保健**】指压按摩：用拇指指腹按揉大钟，每次 1~3 分钟。灸法：艾条灸 5~10 分钟。

水泉 Shuǐquán（郄穴）

【**精准定位**】在跟区，太溪直下 1 寸，跟骨结节内侧凹陷中。

【**功能**】利水消肿，活血调经。

【**主治**】月经不调，痛经，阴挺，腹痛，目昏花，足跟痛。

【**自我保健**】指压按摩：常用指腹按揉水泉，每次 1~3 分钟。灸法：艾条灸 5~10 分钟。

照海 Zhàohǎi（八脉交会穴通阴跷）

【**精准定位**】在踝区，内踝尖下 1 寸，内踝下缘边际凹陷中。

【**功能**】滋阴调经，息风止痉，利咽安神。

【**主治**】咽喉肿痛，气喘，便秘，月经不调，遗精，遗尿，肾虚失眠。

【**自我保健**】指压按摩：用拇指指腹按压照海，每次 3~5 分钟。灸法：艾条灸 5~10 分钟。

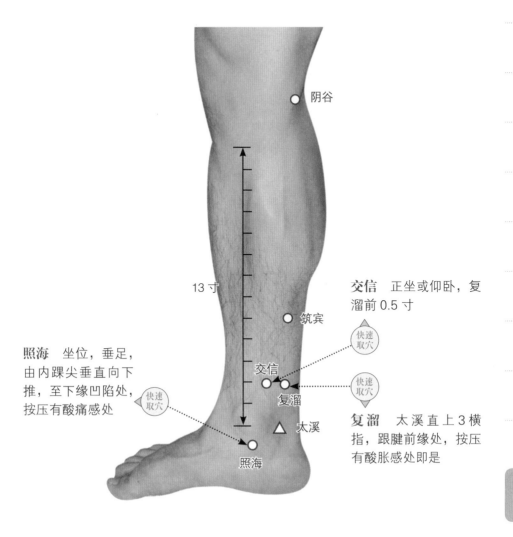

阴谷

13 寸

交信　正坐或仰卧，复溜前 0.5 寸

筑宾

照海　坐位，垂足，由内踝尖垂直向下推，至下缘凹陷处，按压有酸痛感处

快速取穴

交信

复溜

快速取穴

快速取穴

太溪

照海

复溜　太溪直上 3 横指，跟腱前缘处，按压有酸胀感处即是

复溜 Fùliū（经穴）

【精准定位】在小腿内侧，太溪直上 2 寸，跟腱的前缘。

【功能】发汗解表，温阳利水。

【主治】水肿，腹胀，腰脊强痛，盗汗，自汗。

【自我保健】指压按摩：用拇指指腹按压复溜，以局部酸麻为佳。灸法：艾条灸 10~15 分钟。

交信 Jiāoxìn（阴跷郄穴）

【精准定位】在小腿内侧，内踝尖上 2 寸，胫骨内侧缘的后凹陷中。

【功能】益肾调经，清热利尿。

【主治】月经不调，睾丸肿痛，阴痒，泄泻，便秘。

【自我保健】指压按摩：用指甲掐压交信，以局部酸麻为佳。灸法：艾条灸 10~15 分钟。

取穴速查

腧穴定位

肺经

大肠经

胃经

脾经

心经

小肠经

膀胱经

肾经

心包经

三焦经

胆经

肝经

督脉

任脉

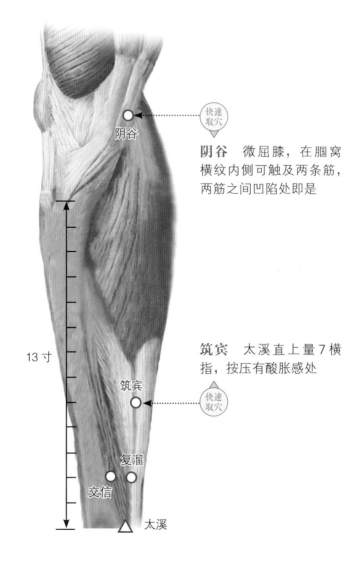

阴谷

快速
取穴

阴谷 微屈膝，在腘窝
横纹内侧可触及两条筋，
两筋之间凹陷处即是

13寸

筑宾

筑宾 太溪直上量7横
指，按压有酸胀感处

快速
取穴

复溜

交信

太溪

筑宾 Zhùbīn（阴维郄穴）

【**精准定位**】在小腿内侧，太
溪直上5寸，比目鱼肌与跟腱
之间。

【**功能**】调补肝肾，清热利湿。

【**主治**】癫、狂、痫，不孕，
小腿内侧痛。

【**自我保健**】指压按摩：用拇
指指腹按压筑宾，以局部酸麻为
佳。灸法：艾条灸10~15分钟。

阴谷 Yīngǔ（合穴）

【**精准定位**】在膝后区，腘横
纹上，半腱肌肌腱外侧缘。

【**功能**】益肾助阳，理气止痛。

【**主治**】前阴、少腹疼痛，阳
痿，阴囊湿痒，月经不调。

【**自我保健**】指压按摩：用指
腹按压阴谷，以局部酸麻为佳。灸
法：艾条灸10~15分钟。

取穴速查

腧穴定位

肺经

大肠经

胃经

脾经

心经

小肠经

膀胱经

肾经

心包经

三焦经

胆经

肝经

督脉

任脉

肓俞

中注

四满

气穴

大赫

横骨

5寸

气穴 仰卧，肚脐下 4 横指处，再旁开半横指处 （快速取穴）

大赫 横骨向上 1 横指处 （快速取穴）

横骨 仰卧，曲骨旁开 0.5 寸 （快速取穴）

横骨 Hénggǔ

【**精准定位**】在下腹部，脐中下 5 寸，前正中线旁开 0.5 寸。

【**功能**】涩精举阳，通利下焦。

【**主治**】腹胀，腹痛，泄泻，便秘。

【**自我保健**】指压按摩：用拇指指腹按压横骨，以局部酸麻为佳。灸法：艾条灸 10~15 分钟。

大赫 Dàhè

【**精准定位**】在下腹部，脐中下 4 寸，前正中线旁开 0.5 寸。

【**功能**】涩精止带，调经止痛。

【**主治**】遗精，月经不调，子宫脱垂，痛经，不孕，带下。

【**自我保健**】指压按摩：用指腹从上往下推按大赫，以局部酸麻为佳。灸法：艾条灸 10~15 分钟。

气穴 Qìxué

【**精准定位**】在下腹部，脐中下 3 寸，前正中线旁开 0.5 寸。

【**功能**】止泄泻，理下焦，调冲任，益肾气。

【**主治**】月经不调，不孕症，小便不通，遗精，阳痿，阴茎痛。

【**自我保健**】指压按摩：用拇指指腹按压气穴，以局部酸麻为佳。灸法：艾条灸 10~15 分钟。

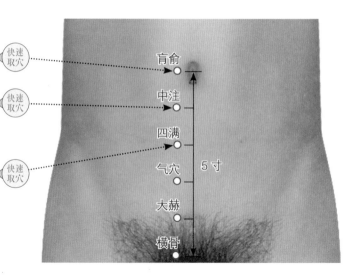

肓俞 仰卧，肚脐旁开半横指 〔快速取穴〕

中注 仰卧，肚脐下1横指处，再旁开半横指处 〔快速取穴〕

四满 仰卧，肚脐下3横指处，再旁开半横指处 〔快速取穴〕

肓俞
中注
四满
气穴
大赫
横骨
5寸

四满 Sìmǎn

【精准定位】在下腹部，脐中下2寸，前正中线旁开0.5寸。

【功能】理气健脾，调经止泻，清热利湿。

【主治】月经不调，遗尿，遗精，水肿，小腹痛，便秘。

【自我保健】指压按摩：用指腹从上往下推按四满，以局部酸麻为佳。灸法：艾条灸10~15分钟。

中注 Zhōngzhù

【精准定位】在下腹部，脐中下1寸，前正中线旁开0.5寸。

【功能】通便止泻，泄热调经，行气止痛。

【主治】腹胀，呕吐，泄泻，痢疾。

【自我保健】指压按摩：用拇指指腹按压中注，以局部酸麻为佳。灸法：艾条灸5~10分钟。

肓俞 Huāngshū

【精准定位】在腹中部，脐中旁开0.5寸。

【功能】通便止泻，理气止痛。

【主治】腹痛绕脐，腹胀，呕吐，泄泻，痢疾，便秘。

【自我保健】指压按摩：用指腹从上往下推按肓俞，以局部酸麻为佳。灸法：艾条灸5~10分钟。

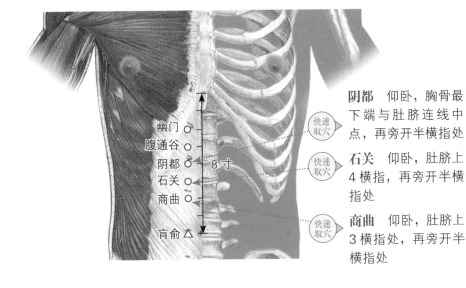

幽门 ○
腹通谷 ○
阴都 ○
石关 ○
商曲 ○

盲俞 △

8寸

快速取穴 **阴都** 仰卧，胸骨最下端与肚脐连线中点，再旁开半横指处

快速取穴 **石关** 仰卧，肚脐上4横指，再旁开半横指处

快速取穴 **商曲** 仰卧，肚脐上3横指处，再旁开半横指处

取穴速查

腧穴定位

肺经

大肠经

胃经

脾经

心经

小肠经

膀胱经

肾经

心包经

三焦经

胆经

肝经

督脉

任脉

商曲 Shāngqū

【**精准定位**】在上腹部，脐中上2寸，前正中线旁开0.5寸。

【**功能**】理气调肠，和中化湿。

【**主治**】腹痛绕脐，腹胀，呕吐，泄泻，痢疾，便秘。

【**自我保健**】指压按摩：用拇指指腹按压商曲，以局部酸麻为佳。灸法：艾条灸5~10分钟。

石关 Shíguān

【**精准定位**】在上腹部，脐中上3寸，前正中线旁开0.5寸。

【**功能**】滋阴清热，和中化滞。

【**主治**】经闭，带下，妇人产后恶露不止，阴门瘙痒。

【**自我保健**】指压按摩：用指腹从上往下推按肓俞，以局部酸麻为佳。灸法：艾条灸5~10分钟。

阴都 Yīndū

【**精准定位**】在上腹部，脐中上4寸，前正中线旁开0.5寸。

【**功能**】调肠胃，理气血。

【**主治**】腹胀，肠鸣，腹痛，便秘，妇人不孕。

【**自我保健**】指压按摩：用指腹从上往下推按阴都，以局部酸麻为佳。灸法：艾条灸5~10分钟。

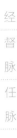

取穴速查
腧穴定位
肺经
大肠经
胃经
脾经
心经
小肠经
膀胱经
肾经
心包经
三焦经
胆经
肝经
督脉
任脉

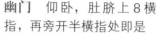

幽门　仰卧，肚脐上8横指，再旁开半横指处即是

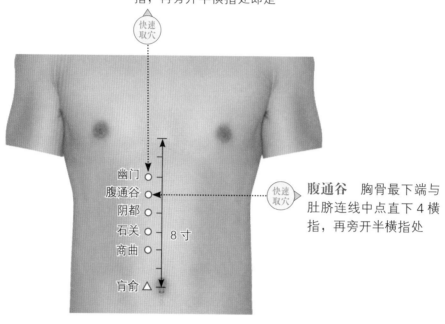

快速取穴

幽门 ○
腹通谷 ○
阴都 ○
石关 ○
商曲 ○

8寸

肓俞 △

快速取穴

腹通谷　胸骨最下端与肚脐连线中点直下4横指，再旁开半横指处

腹通谷 Fùtōnggǔ

【**精准定位**】在上腹部，脐中上5寸，前正中线旁开0.5寸。

【**功能**】清心益肾，降逆止呕。

【**主治**】腹痛，腹胀，呕吐，胸痛，心痛，心悸。

【**自我保健**】指压按摩：屈指，用指关节用力按压腹通谷，以局部酸胀为佳。灸法：艾条灸5~10分钟。

幽门 Yōumén

【**精准定位**】在上腹部，脐中上6寸，前正中线旁开0.5寸。

【**功能**】调理肠胃，通乳消痈。

【**主治**】腹痛，呕吐，消化不良，泄泻，痢疾。

【**自我保健**】指压按摩：用拇指指腹按压幽门，以局部酸沉为佳。灸法：艾条灸5~10分钟。

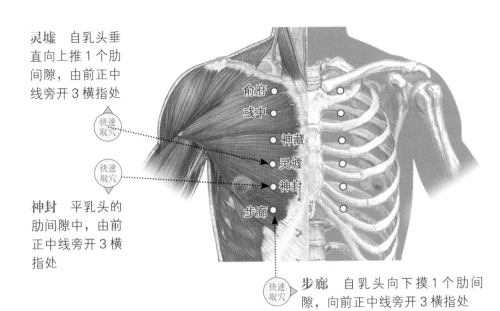

灵墟 自乳头垂直向上推1个肋间隙，由前正中线旁开3横指处

俞府
或中
神藏
灵墟
神封
步廊

快速取穴

快速取穴

神封 平乳头的肋间隙中，由前正中线旁开3横指处

快速取穴

步廊 自乳头向下摸1个肋间隙，向前正中线旁开3横指处

步廊 Bùláng

【**精准定位**】在胸部，第5肋间隙，前正中线旁开2寸。

【**功能**】止咳平喘，补肾纳气。

【**主治**】咳嗽，哮喘，腹痛，呕吐，泄泻，胸痛，乳腺炎，妊娠呕吐。

【**自我保健**】指压按摩：用拇指指腹按压幽门，以局部酸沉为佳。灸法：艾条灸5~10分钟。

神封 Shénfēng

【**精准定位**】在胸部，第4肋间隙，前正中线旁开2寸。

【**功能**】通乳消痈，利气降逆，止咳平喘。

【**主治**】咳嗽，哮喘，呕吐，胸痛，乳痈。

【**自我保健**】指压按摩：揉按神封，每次3~5分钟。灸法：艾条灸5~10分钟。

灵墟 Língxū

【**精准定位**】在胸部，第3肋间隙，前正中线旁开2寸。

【**功能**】宽胸理气，清热降逆。

【**主治**】咳嗽，哮喘，胸痛，乳腺炎。

【**自我保健**】指压按摩：揉按灵墟，每次3~5分钟。灸法：艾条灸5~10分钟。

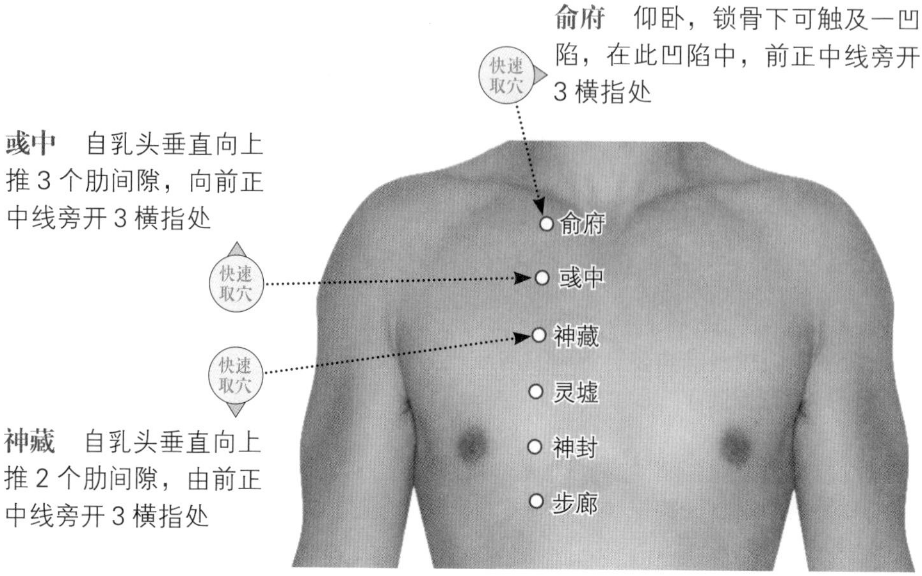

俞府 仰卧，锁骨下可触及一凹陷，在此凹陷中，前正中线旁开3横指处

彧中 自乳头垂直向上推3个肋间隙，向前正中线旁开3横指处

神藏 自乳头垂直向上推2个肋间隙，由前正中线旁开3横指处

（图中标注：俞府、彧中、神藏、灵墟、神封、步廊；快速取穴）

神藏 Shéncáng

【**精准定位**】在胸部，第2肋间隙，前正中线旁开2寸。

【**功能**】止咳平喘，宽胸理气。

【**主治**】咳嗽，哮喘，呕吐，胸痛，心烦，妊娠呕吐。

【**自我保健**】指压按摩：揉按神藏，每次3~5分钟。灸法：艾条灸5~10分钟。

彧中 Yùzhōng

【**精准定位**】在胸部，第1肋间隙，前正中线旁开2寸。

【**功能**】止咳平喘，降逆止呕。

【**主治**】咳嗽，胸闷，哮喘，呕吐，食欲不振。

【**自我保健**】指压按摩：揉按彧中，每次3~5分钟。灸法：艾条灸5~10分钟。

俞府 Shūfǔ

【**精准定位**】在胸部，锁骨下缘，前正中线旁开2寸。

【**功能**】止咳平喘，理气降逆。

【**主治**】咳嗽，哮喘，呕吐，胸胁胀满，食欲不振。

【**自我保健**】指压按摩：揉按俞府，每次3~5分钟。灸法：艾条灸5~10分钟。

手厥阴心包经

经脉循行

手厥阴心包经：从胸中开始，浅出属于心包，通过膈肌，络于三焦。

其中胸部支脉：沿胸内出胁部，当腋下三寸处（天池）向上到腋窝下，沿上臂内侧（天泉），于手太阴、手少阴之间，进入肘中（曲泽），下向前臂，走两筋（桡侧腕屈肌腱与掌长肌腱之间）（郄门、间使、内关、大陵），进入掌中（劳宫），沿中指桡侧出于末端（中冲）。

它的支脉：从掌中分出，沿无名指出于末端，接手少阳三焦经。

主治病候

本经腧穴主治心、胸、胃、神志病以及经脉循行位置的病症。如心痛，胸闷，心悸，心烦，癫狂，腋肿，肘臂挛急，掌心发热等症。

经穴歌诀

九穴心包手厥阴，天池天泉曲泽深，

郄门间使内关对，大陵劳宫中冲侵。（左右共一十八穴）

取穴速查
腧穴定位
肺经
大肠经
胃经
脾经
心经
小肠经
膀胱经
肾经
心包经
三焦经
胆经
肝经
督脉
任脉

取穴速查
腧穴定位
肺　经
大肠经
胃　经
脾　经
心　经
小肠经
膀胱经
肾　经
心包经
三焦经
胆　经
肝　经
督　脉
任　脉

手厥阴心包经图

天池 Tiānchí
天泉 Tiānquán
曲泽 Qūzé
郄门 Xìmén
间使 Jiānshǐ
内关 Nèiguān
大陵 Dàlíng
劳宫 Láogōng
中冲 Zhōngchōng

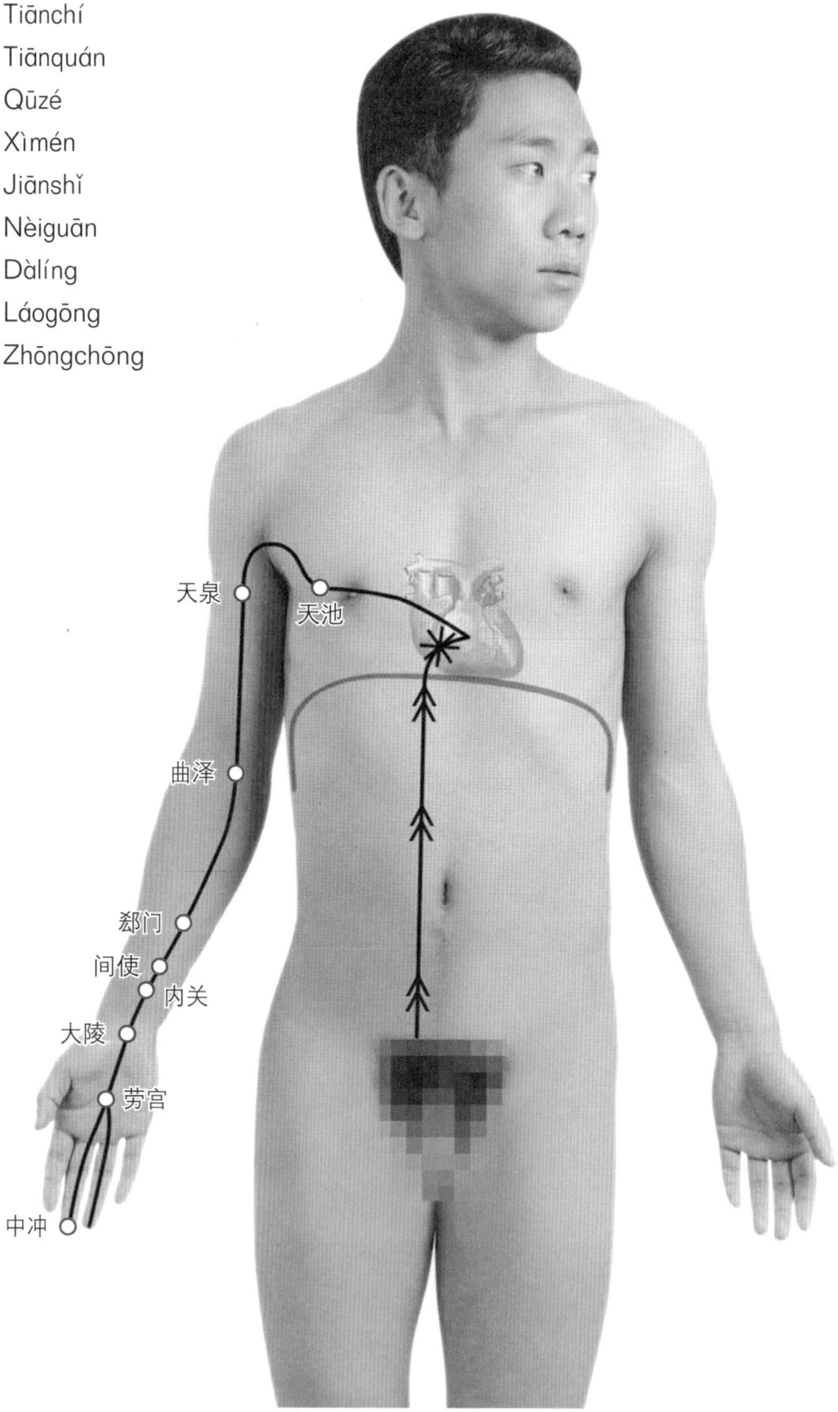

天泉
天池
曲泽
郄门
间使
内关
大陵
劳宫
中冲

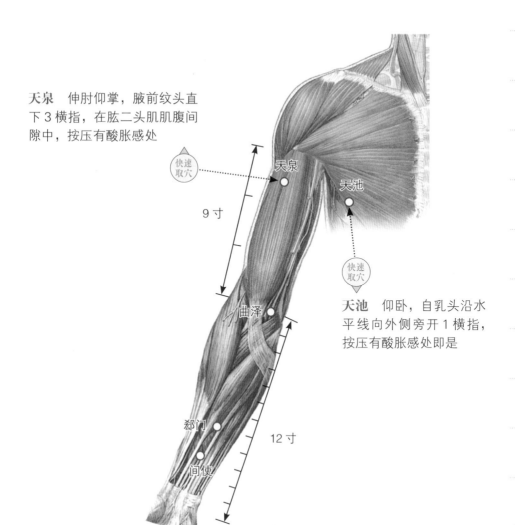

天泉　伸肘仰掌，腋前纹头直下3横指，在肱二头肌肌腹间隙中，按压有酸胀感处

快速取穴

天泉

天池

9寸

曲泽

快速取穴

天池　仰卧，自乳头沿水平线向外侧旁开1横指，按压有酸胀感处即是

郄门

间使

12寸

天池 Tiānchí

【精准定位】在胸部，第4肋间隙，前正中线旁开5寸。

【功能】活血化瘀，止咳平喘，化痰散结。

【主治】咳嗽，哮喘，呕吐，胸痛，胸闷。

【自我保健】指压按摩：用指腹垂直向下按压天池，以局部酸胀为佳。灸法：艾条温灸5~10分钟。

天泉 Tiānquán

【精准定位】在臂前区，腋前纹头下2寸，肱二头肌的长、短头之间。

【功能】活血通脉，理气止痛。

【主治】上臂内侧痛，胸胁胀满，胸背痛。

【自我保健】指压按摩：用拇指指腹按揉天泉，以局部酸胀为佳。灸法：艾条温灸5~10分钟。

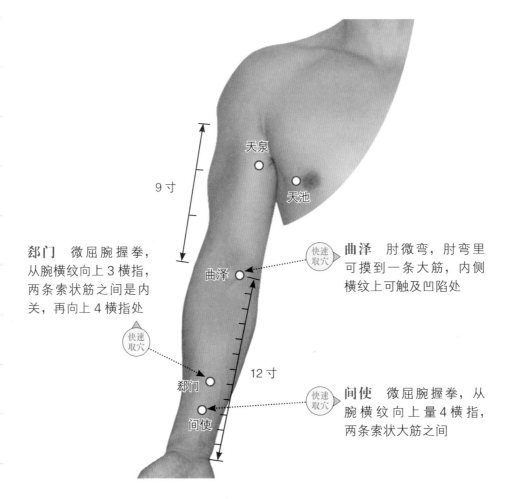

天泉

天池

9寸

郄门　微屈腕握拳，从腕横纹向上3横指，两条索状筋之间是内关，再向上4横指处

曲泽

快速取穴　曲泽　肘微弯，肘弯里可摸到一条大筋，内侧横纹上可触及凹陷处

快速取穴

郄门

12寸

间使

快速取穴　间使　微屈腕握拳，从腕横纹向上量4横指，两条索状大筋之间

曲泽 Qūzé（合穴）

【精准定位】在肘前区，肘横纹上，肱二头肌腱的尺侧缘凹陷中。

【功能】清暑泄热，补益心气，通经活络，清热解毒。

【主治】心悸，呕吐，肘臂掣痛不伸，风疹，伤寒。

【自我保健】指压按摩：用拇指指腹按揉曲泽，以局部酸胀为佳。灸法：艾条温灸5~10分钟。

郄门 Xìmén（郄穴）

【精准定位】在前臂前区，腕掌侧远端横纹上5寸，掌长肌腱与桡侧腕屈肌腱之间。

【功能】理气止痛，宁心安神，清营止血。

【主治】心痛，咳血，肘臂痛，疔疮，胃痛。

【自我保健】指压按摩：用拇指指腹按揉郄门，以局部酸胀或有麻胀感向指端放散为佳。灸法：艾条灸10~20分钟。

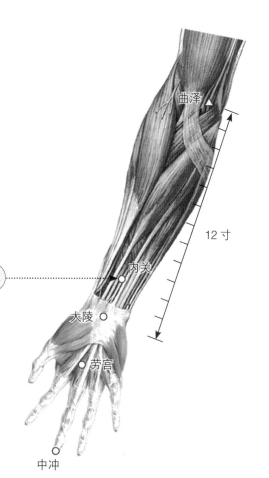

曲泽 ▲

12寸

内关

大陵 ○

劳宫 ○

中冲 ○

内关 微屈腕握拳，从腕横纹向上量3横指，两条索状筋之间

（快速取穴）

间使 Jiānshǐ（经穴）

【**精准定位**】在前臂前区，腕掌侧远端横纹上3寸，掌长肌腱与桡侧腕屈肌腱之间。

【**功能**】截疟，安神，宽胸。

【**主治**】心痛，呕吐，月经不调，疟疾，咽炎。

【**自我保健**】指压按摩：用拇指指腹按揉间使，以局部酸胀或有麻胀感向指端放散为佳。灸法：艾条灸10~20分钟。

内关 Nèiguān（络穴、八脉交会穴通阴维）

【**精准定位**】在前臂前区，腕掌侧远端横纹上2寸，掌长肌腱与桡侧腕屈肌腱之间。

【**功能**】宁心安神，和胃降逆，宽胸理气，镇静止痛。

【**主治**】心悸，失眠，胃痛，呕吐，哮喘，月经不调，脱肛。

【**自我保健**】指压按摩：用拇指指腹按揉内关，以局部酸胀、有麻电感向指端放射为佳。灸法：艾条灸10~20分钟。

大陵 Dàlíng（输穴、原穴）

【精准定位】在腕前区，腕掌侧远端横纹中，掌长肌腱与桡侧腕屈肌腱之间。

【功能】清热宁心，宽胸和胃，通经活血。

【主治】心痛，心悸，失眠，口疮，口臭，手臂痛。

【自我保健】指压按摩：用拇指指腹按揉大陵，以局部酸胀为佳。灸法：艾条灸 10~20 分钟。

劳宫 Láogōng（荥穴）

【精准定位】在掌区，横平第 3 掌指关节近端，第 2、3 掌骨之间偏于第 3 掌骨。

【功能】解表除烦，清心泻热，醒神开窍。

【主治】心痛，心烦善怒，癫狂，目黄，口腔溃疡。

【自我保健】指压按摩：用拇指指腹按揉劳宫，以局部胀痛为佳。灸法：艾条灸 10~20 分钟。

中冲 Zhōngchōng（井穴）

【精准定位】在手指，中指末端最高点。

【功能】回阳救逆，醒神通络。

【主治】晕厥，中暑，高血压，耳鸣，小儿夜啼。

【自我保健】指压按摩：用指尖掐按中冲，每次 1~3 分钟。灸法：艾条灸 5~10 分钟。

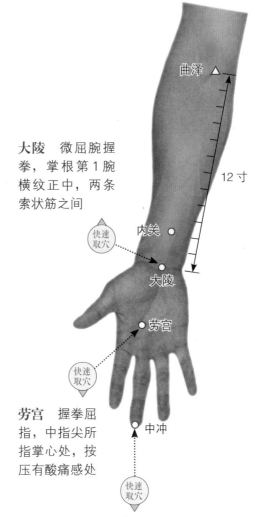

曲泽△

12寸

大陵　微屈腕握拳，掌根第 1 腕横纹正中，两条索状筋之间

内关

大陵

劳宫

中冲

劳宫　握拳屈指，中指尖所指掌心处，按压有酸痛感处

中冲　掌心向下，在手中指尖端的中央取穴

快速取穴

手少阳三焦经

经脉循行

手少阳三焦经：起于无名指末端（关冲），上行小指与无名指之间，沿着手背，出于前臂伸侧两骨之间，向上通过肘尖，沿上臂外侧，向上通过肩部，交出足少阳经的后面，进入缺盆，分布于膻中，散络于心包，通过膈肌，广泛遍属于上、中、下三焦。

其中一条支脉：从膻中上行，出锁骨上窝，上向后项，连系耳后，直上出耳上方，弯下向面颊，至眼下。

另一支脉：从耳后进入耳中，出走耳前，经过上关前，交面颊，到外眼角接足少阳胆经。

主治病候

本经腧穴主治侧头、耳、目、胸胁、咽喉病，热病以及经脉循行位置的病症。如腹胀，水肿，遗尿，小便不利，耳聋，耳鸣，咽喉肿痛，目赤肿痛，颊肿，耳后、肩臂肘后外侧疼痛等症。

经穴歌诀

二十三穴手少阳，关冲液门中渚旁，
阳池外关支沟正，会宗三阳络四渎，
天井清冷渊消泺，臑会肩髎天髎堂，
天牖翳风瘈脉青，颅息角孙丝竹空。

（左右共四十六穴）

手少阳三焦经图

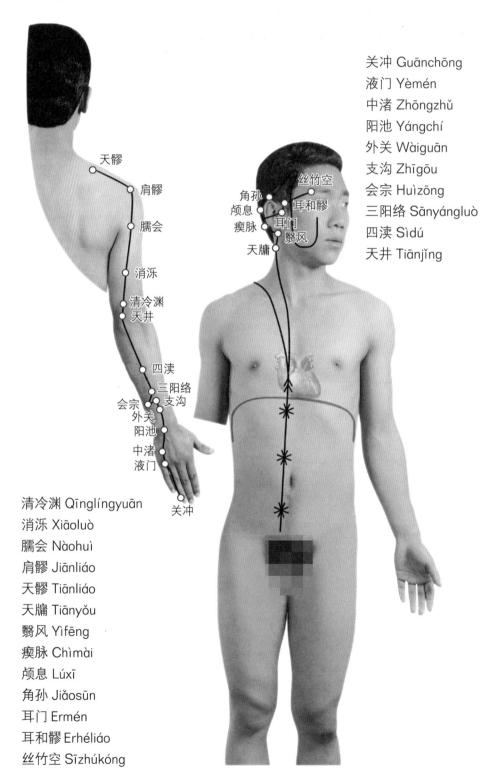

关冲 Guānchōng
液门 Yèmén
中渚 Zhōngzhǔ
阳池 Yángchí
外关 Wàiguān
支沟 Zhīgōu
会宗 Huìzōng
三阳络 Sānyángluò
四渎 Sìdú
天井 Tiānjǐng

天髎
肩髎
臑会
消泺
清冷渊
天井
四渎
三阳络
支沟
会宗
外关
阳池
中渚
液门
关冲

丝竹空
角孙
颅息
瘈脉
天牖
耳和髎
耳门
翳风

清冷渊 Qīnglíngyuān
消泺 Xiāoluò
臑会 Nàohuì
肩髎 Jiānliáo
天髎 Tiānliáo
天牖 Tiānyǒu
翳风 Yìfēng
瘈脉 Chìmài
颅息 Lúxī
角孙 Jiǎosūn
耳门 Ermén
耳和髎 Erhéliáo
丝竹空 Sīzhúkóng

124

关冲 Guānchōng（井穴）

【精准定位】在手指，第4指末节尺侧，指甲根角侧上方0.1寸（指寸）。

【功能】清热解毒，醒神通窍，活血通络。

【主治】头痛，目赤，视物不清，耳聋，耳鸣，臂、肘疼痛。

【自我保健】指压按摩：用拇指尖掐按关冲，每次1~3分钟。灸法：艾条灸5~10分钟。

液门 Yèmén（荥穴）

【精准定位】在手背，当第4、5指间，指蹼缘后方赤白肉际处。

【功能】解表清热，通络止痛。

【主治】头痛，目赤，耳聋，耳鸣，咽肿，手背红肿，手肌痉挛。

【自我保健】指压按摩：用拇指尖掐按液门，以局部胀痛为佳。灸法：艾条灸5~10分钟。

中渚 Zhōngzhǔ（输穴）

【精准定位】在手背，第4、5掌骨间，掌指关节近端凹陷中。

【功能】清热通络，聪耳明目。

【主治】头痛目赤，目痛，耳聋，耳鸣，肘臂痛，五指不得屈伸。

【自我保健】指压按摩：用拇指尖掐按中渚，以局部酸胀为佳。灸法：艾条灸5~10分钟。

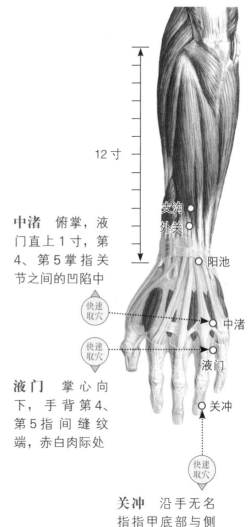

12寸

中渚 俯掌，液门直上1寸，第4、第5掌指关节之间的凹陷中

液门 掌心向下，手背第4、第5指间缝纹端，赤白肉际处

关冲 沿手无名指指甲底部与侧缘引线的交点处

取穴速查
腧穴定位
肺经
大肠经
胃经
脾经
心经
小肠经
膀胱经
肾经
心包经
三焦经
胆经
肝经
督脉
任脉

取穴速查

腧穴定位

肺经

大肠经

胃经

脾经

心经

小肠经

膀胱经

肾经

心包经

三焦经

胆经

肝经

督脉

任脉

阳池 Yángchí（原穴）

【**精准定位**】在腕后区，腕背侧远端横纹上，指伸肌腱尺侧缘凹陷中。

【**功能**】和解表里，益阴增液。

【**主治**】目赤肿痛，腕痛无力，腕关节红肿不得屈伸，糖尿病。

【**自我保健**】指压按摩：用拇指尖揉按阳池，以局部酸胀为佳。灸法：艾条灸3~5分钟。

支沟 抬臂俯掌，掌腕背横纹中点直上4横指，前臂两骨头之间的凹陷处

外关 抬臂俯掌，掌腕背横纹中点直上3横指，前臂两骨头之间的凹陷处

阳池 抬臂垂腕，腕背部，由第4掌骨向上推至腕关节横纹，可触及凹陷处

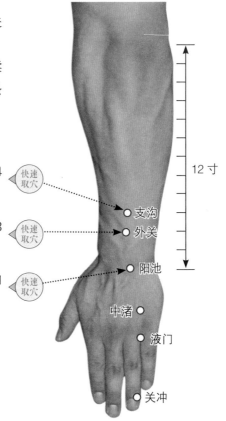

12寸

快速取穴 ……→ ○ 支沟

快速取穴 ……→ ○ 外关

快速取穴 ……→ ○ 阳池

中渚 ○

○ 液门

○ 关冲

外关 Wàiguān（络穴、八脉交会穴）

【**精准定位**】在前臂后区，腕背侧远端横纹上2寸，尺骨与桡骨间隙中点。

【**功能**】解表清热，通经活络。

【**主治**】头痛，耳鸣，胸胁痛，颈椎病，手指疼痛。

【**自我保健**】指压按摩：按揉外关穴，以局部酸胀为佳。灸法：艾条灸10~20分钟。

支沟 Zhīgōu（经穴）

【**精准定位**】在前臂后区，腕背侧远端横纹上3寸，尺骨与桡骨间隙中点。

【**功能**】解表清热，通经活络。

【**主治**】耳聋，耳鸣，胸胁痛，便秘，上肢麻痹。

【**自我保健**】指压按摩：按揉支沟，以局部酸胀为佳。灸法：艾条灸10~20分钟。

会宗 Huìzōng（郄穴）

【精准定位】在前臂后区，腕背侧远端横纹上 3 寸，尺骨的桡侧缘。

【功能】清热安神，聪耳通络。

【主治】偏头痛，耳聋，耳鸣，咳喘胸满，臂痛。

【自我保健】指压按摩：用拇指尖揉按会宗，以局部酸胀为佳。灸法：艾条灸 5~10 分钟。

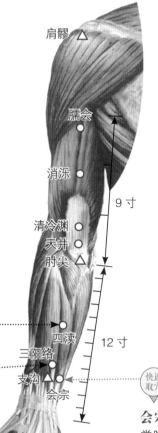

肩髎 △

臑会

消泺

清冷渊
天井
肘尖

9寸

四渎

三阳络
支沟
会宗

12寸

快速取穴

四渎 阳池穴与肘尖连线上，肘尖下 7 横指处

三阳络 支沟直上 1 横指，前臂两骨头之间凹陷处

会宗 抬臂俯掌，掌腕背横纹中点直上 4 横指，拇指侧按压有酸胀感处

三阳络 Sānyángluò

【精准定位】在前臂后区，腕背侧远端横纹上 4 寸，尺骨与桡骨间隙中点。

【功能】舒筋活络，开音聪耳。

【主治】臂痛，脑血管病后遗症，耳聋，下牙痛，眼疾。

【自我保健】指压按摩：用拇指尖揉三阳络，以局部酸胀为佳。灸法：艾条灸 5~10 分钟。

四渎 Sìdú

【精准定位】在前臂后区，肘尖下 5 寸，尺骨与桡骨间隙中点。

【功能】聪耳，止痛，利咽。

【主治】暴喑，耳聋，下牙痛，眼疾。

【自我保健】指压按摩：经常点按四渎，每次 1~3 分钟。灸法：艾条灸 5~10 分钟。

127

取穴速查

腧穴定位

肺经

大肠经

胃经

脾经

心经

小肠经

膀胱经

肾经

心包经

三焦经

胆经

肝经

督脉

任脉

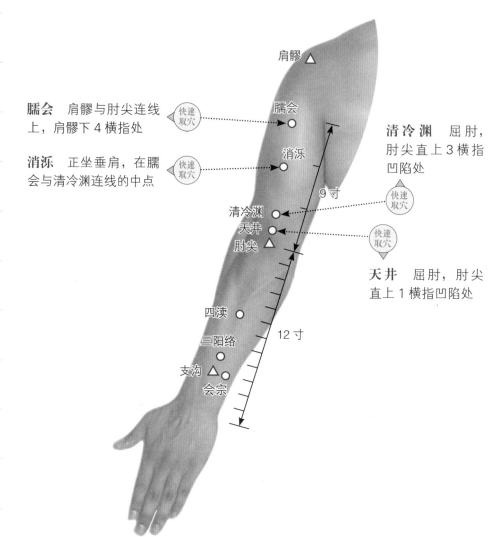

臑会　肩髎与肘尖连线上，肩髎下4横指处 （快速取穴）

消泺　正坐垂肩，在臑会与清冷渊连线的中点 （快速取穴）

肩髎 △

臑会

消泺

9寸

清冷渊
天井
肘尖 △

四渎

三阳络

支沟 △

会宗

12寸

清冷渊　屈肘，肘尖直上3横指凹陷处 （快速取穴）

天井　屈肘，肘尖直上1横指凹陷处 （快速取穴）

天井 Tiānjǐng（合穴）

【精准定位】在肘后区，肘尖上1寸凹陷中。

【功能】行气散结，安神通络。

【主治】臂痛，耳聋，下牙痛，眼疾。

【自我保健】指压按摩：用拇指指腹用力按压天井，以局部酸胀为佳。灸法：艾条灸5~10分钟。

清冷渊 Qīnglěngyuān

【精准定位】在臂后区，肘尖与肩峰角连线上，肘尖上2寸。

【功能】清热散风，通经活络。

【主治】臂痛，偏头痛，眼疾。

【自我保健】指压按摩：用拇指指腹用力按压清冷渊，以局部酸胀为佳。灸法：艾条灸5~10分钟。

消泺 Xiāoluò

【精准定位】在臂后区，肘尖与肩峰角连线上，肘尖上5寸。

【功能】清热醒神，通经止痛。

【主治】头项强痛，臂痛，头痛，齿痛。

【自我保健】指压按摩：用拇指指腹用力按压消泺，以局部酸胀为佳。灸法：艾条灸5~10分钟。

臑会 Nàohuì

【精准定位】在臂后区，肩峰角下3寸，三角肌的后下缘。

【功能】化痰散结，通络止痛。

【主治】肩胛肿痛，前臂痛，颈淋巴结结核。

【自我保健】指压按摩：用拇指指腹按揉臑会，以局部酸胀为佳。灸法：艾条灸10~20分钟。

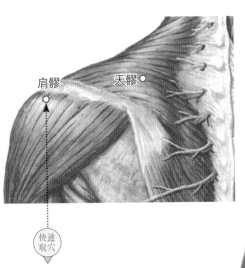

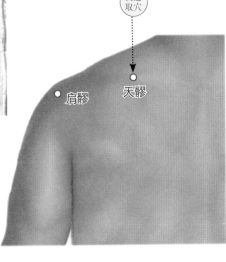

天髎　肩胛部，肩胛骨上角，其上方的凹陷处

快速取穴

肩髎　外展上臂，肩膀后下方呈现凹陷处

肩髎 Jiānliáo

【精准定位】在三角肌区，肩峰角与肱骨大结节两骨间凹陷中。

【功能】祛风湿，通经络。

【主治】肩周炎，肩臂痛，荨麻疹。

【自我保健】指压按摩：拿捏肩髎，以局部酸胀为度。灸法：艾条灸5~15分钟。

天髎 Tiānliáo

【精准定位】在肩胛区，肩胛骨上角骨际凹陷中。

【功能】通经止痛。

【主治】肩臂痛，颈项强痛，胸中烦满。

【自我保健】指压按摩：经常用指腹按压天髎，每次3~5分钟。灸法：艾条灸5~10分钟。

取穴速查

腧穴定位

肺经

大肠经

胃经

脾经

心经

小肠经

膀胱经

肾经

心包经

三焦经

胆经

肝经

督脉

任脉

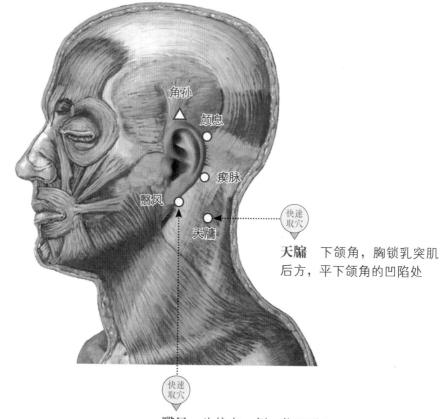

角孙

颅息

△

瘈脉

翳风

天牖

快速
取穴

天牖 下颌角，胸锁乳突肌后方，平下颌角的凹陷处

快速
取穴

翳风 头偏向一侧，将耳垂下压，所覆盖范围中的凹陷处

天牖 Tiānyǒu

【精准定位】在肩胛区，横平下颌角，胸锁乳突肌的后缘凹陷中。

【功能】清头明目，消痰截疟。

【主治】头痛，头晕，暴聋，颈椎病。

【刺灸法】指压按摩：用中指和食指指腹轻揉天牖，每次 3~5 分钟。灸法：艾条灸 5~10 分钟。

翳风 Yìfēng

【精准定位】在颈部，耳垂后方，乳突下端前方凹陷中。

【功能】通窍聪耳，祛风泄热。

【主治】耳鸣，耳聋，口眼歪斜，牙关紧闭，齿痛，颊肿。

【自我保健】指压按摩：用指腹按揉翳风，以耳后酸胀，可扩散至半侧面部为佳。灸法：艾条灸 5~10 分钟。

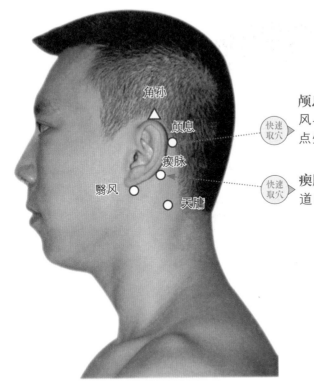

取穴速查
腧穴定位
肺经
大肠经
胃经
脾经
心经
小肠经
膀胱经
肾经
心包经
三焦经
胆经
肝经
督脉
任脉

颅息 在耳后发际，在翳风与角孙沿耳轮连线的中点处

快速取穴

瘈脉 在耳后发际与外耳道口平齐处

快速取穴

角孙

颅息

瘈脉

翳风

天牖

瘈脉 Chìmài

【精准定位】在头部，乳突中央，角孙至翳风沿耳轮弧形连线的上 2/3 下 1/3 交点处。

【功能】息风止痉，活络通窍。

【主治】耳鸣，头痛，耳聋，小儿惊风，呕吐。

【自我保健】指压按摩：用食指指腹轻揉瘈脉，每次 3~5 分钟。灸法：艾条灸 5~10 分钟。

颅息 Lúxī

【精准定位】在头部，角孙至翳风沿耳轮弧形连线的上 1/3 下 2/3 交点处。

【功能】通窍止痛，镇惊息风。

【主治】耳鸣，头痛，耳聋，小儿惊风，呕吐，泄泻。

【自我保健】指压按摩：用食指指腹轻揉颅息，每次 3~5 分钟。灸法：艾条灸 5~10 分钟。

取穴速查

腧穴定位

肺　经

大肠经

胃　经

脾　经

心　经

小肠经

膀胱经

肾　经

心包经

三焦经

胆　经

肝　经

督　脉

任　脉

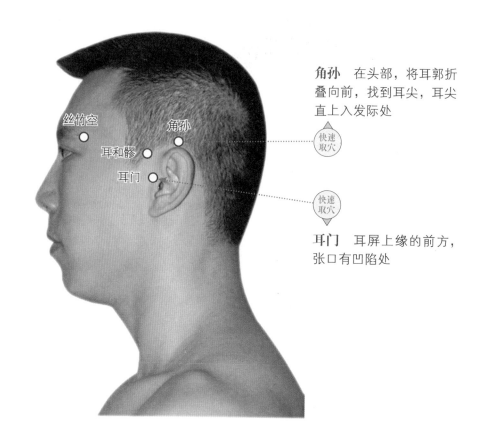

丝竹空

耳和髎

耳门

角孙

角孙　在头部，将耳郭折叠向前，找到耳尖，耳尖直上入发际处

快速取穴

快速取穴

耳门　耳屏上缘的前方，张口有凹陷处

角孙 Jiǎosūn

【**精准定位**】在头部，耳尖正对发际处。

【**功能**】清热散风，消肿止痛。

【**主治**】耳部肿痛，目赤肿痛，齿痛，头痛，项强。

【**自我保健**】指压按摩：用拇指指腹轻揉角孙，每次 3~5 分钟。灸法：艾条灸 5~10 分钟。

耳门 Ermén

【**精准定位**】在耳区，耳屏上切迹与下颌骨髁突之间的凹陷中。

【**功能**】开窍益聪，祛风通络。

【**主治**】耳鸣，耳聋，齿痛，下颌关节炎。

【**自我保健**】指压按摩：用中指指腹轻揉耳门，每次 3~5 分钟。灸法：艾条灸 10~20 分钟。

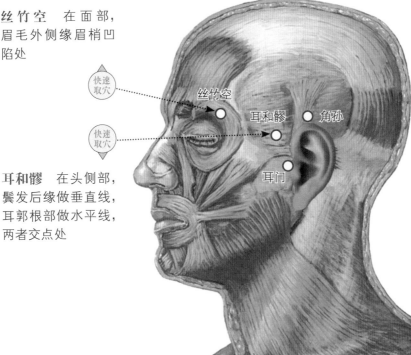

丝竹空　在面部，眉毛外侧缘眉梢凹陷处

【快速取穴】

丝竹空

耳和髎　角孙

耳门

耳和髎　在头侧部，鬓发后缘做垂直线，耳郭根部做水平线，两者交点处

耳和髎 Erhéliáo

【精准定位】在头部，鬓发后缘，耳郭根的前方，颞浅动脉的后缘。

【功能】祛风通络，消肿止痛。

【主治】牙关紧闭，口眼歪斜，头重痛，耳鸣。

【自我保健】指压按摩：常用中指指腹轻揉耳门，每次 3~5 分钟。灸法：艾条灸 5~10 分钟。

丝竹空 Sīzhúkóng

【精准定位】在面部，眉梢凹陷中。

【功能】清头明目，散风止痛。

【主治】头痛，齿痛，目赤肿痛，眼睑𥆧动。

【自我保健】指压按摩：用拇指指腹用力按揉，每次 1~3 分钟。灸法：艾条灸 5~10 分钟。

足少阳胆经

经脉循行

足少阳胆经：从外眼角开始，上行到额角，下耳后，沿颈旁，行手少阳三焦经，至肩上，交出手少阳三焦经之后，进入缺盆。

它的支脉：从耳后进入耳中，走耳前，至外眼角后；另一支脉：从外眼角分出，下向大迎，会合手少阳三焦经至眼下；下边盖过颊车，下行颈部，会合于缺盆。由此下向胸中，通过膈肌，络于肝，属于胆；沿胁里，出于腹股沟动脉处，绕阴部毛际，横向进入髋关节部。

它的直行脉：从缺盆下向腋下，沿胸侧，过季胁，向下会合于髋关节部。由此向下，沿大腿外侧，出膝外侧，下向腓骨头前，直下到腓骨下段，下出外踝之前，沿足背进入第四趾外侧。

它的支脉：从足背分出，进入大趾趾缝间，沿第一、二跖骨间，出趾端，回转来通过爪甲，出于趾背毫毛部，接足厥阴肝经。

主治病候

本经腧穴主治头、耳、目、咽喉、神志、热病和经脉循行所经过部位的疾病，如头痛，头晕，耳鸣，耳聋，目眩，目外眦痛，咽干，口苦，咽喉肿痛，惊悸，怔忡，寒热往来，疟疾，黄疸，缺盆中痛，腋下肿，胸胁痛，下肢外侧痛等。

胆经经穴歌

少阳胆经瞳子髎，四十四穴行迢迢，
听会上关颔厌集，悬颅悬厘曲鬓翘，
率谷天冲浮白次，窍阴完骨本神邀，
阳白临泣目窗辟，正营承灵脑空摇，
风池肩井渊腋部，辄筋日月京门标，
带脉五枢维道续，居髎环跳风市招，
中渎阳关阳陵泉，阳交外丘光明宵，
阳辅悬钟丘墟外，足临泣第五侠溪，
第四趾端窍阴毕。（左右八十八穴）

取穴速查

腧穴定位

肺经

大肠经

胃经

脾经

心经

小肠经

膀胱经

肾经

心包经

三焦经

胆经

肝经

督脉

任脉

足少阳胆经图

瞳子髎 Tóngzǐliáo
听会 Tīnghuì
上关 Shàngguān
颔厌 Hànyàn
悬颅 Xuánlú
悬厘 Xuánlí
曲鬓 Qūbìn
率谷 Shuàigǔ
天冲 Tiānchōng
浮白 Fúbái
头窍阴 Tóuqiàoyīn
完骨 Wángǔ
本神 Běnshén
阳白 Yángbái
头临泣 Tóulínqì
目窗 Mùchuāng
正营 Zhèngyíng
承灵 Chénglíng
脑空 Nǎokōng
风池 Fēngchí
肩井 Jiānjǐng
渊腋 Yuānyè
辄筋 Zhéjīn
日月 Rìyuè
京门 Jīngmén
带脉 Dàimài
五枢 Wǔshū
维道 Wéidào
居髎 Jūliáo
环跳 Huántiào
中渎 Zhōngdú
风市 Fēngshì
膝阳关 Xīyángguān
阳陵泉 Yánglíngquán

阳交 Yángjiāo
外丘 Wàiqiū
光明 Guāngmíng
阳辅 Yángfǔ
悬钟 Xuánzhōng
丘墟 Qiūxū
足临泣 Zúlínqì
地五会 Dìwǔhuì
侠溪 Xiáxī
足窍阴 Zúqiàoyīn

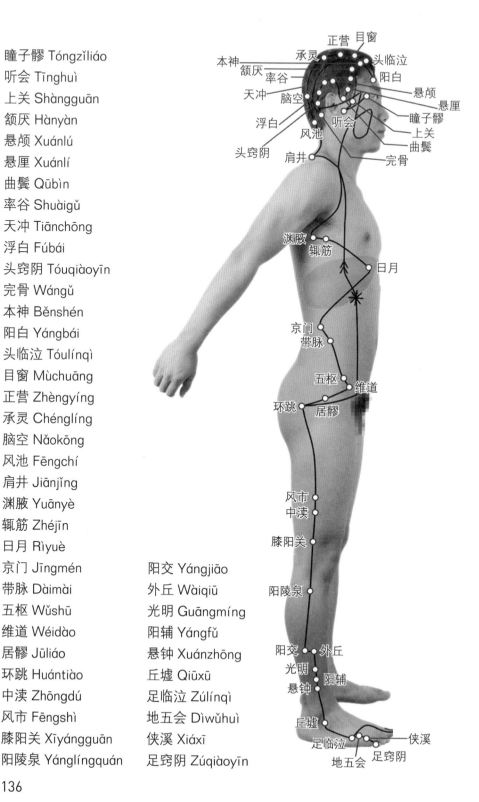

瞳子髎 Tóngzǐliáo

【精准定位】在面部，目外眦外侧 0.5 寸凹陷中。

【功能】疏散风热，明目退翳。

【主治】头痛，目痛，迎风流泪，口眼歪斜。

【自我保健】指压按摩：用两手拇指垂直按揉瞳子髎，以局部酸胀为佳。灸法：艾条灸 5~10 分钟。

取穴速查

腧穴定位

肺经

大肠经

胃经

脾经

心经

小肠经

膀胱经

肾经

心包经

三焦经

胆经

肝经

督脉

任脉

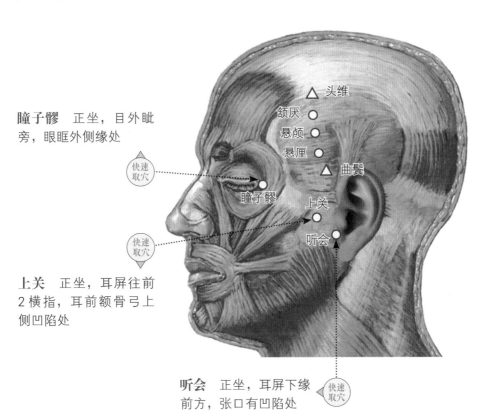

瞳子髎　正坐，目外眦旁，眼眶外侧缘处

△ 头维
○ 颔厌
○ 悬颅
○ 悬厘
△ 曲鬓
瞳子髎
○ 上关
听会

（快速取穴）

上关　正坐，耳屏往前 2 横指，耳前颧骨弓上侧凹陷处

听会　正坐，耳屏下缘前方，张口有凹陷处

（快速取穴）

听会 Tīnghuì

【精准定位】在面部，耳屏间切迹与下颌骨髁突之间的凹陷中。

【功能】开窍聪耳，活络安神。

【主治】头痛眩晕，口眼歪斜。耳鸣，耳聋。

【自我保健】指压按摩：用中指指腹按揉听会，以局部酸胀为佳。灸法：艾条灸 10~20 分钟。

上关 Shàngguān

【精准定位】在面部，颧弓上缘中央凹陷中。

【功能】聪耳开窍，散风活络。

【主治】头痛，口眼歪斜，耳鸣，耳聋。

【自我保健】指压按摩：用中指指腹按揉上关，以局部酸胀为佳。灸法：艾条灸 10~15 分钟。

137

取穴速查

腧穴定位

肺经

大肠经

胃经

脾经

心经

小肠经

膀胱经

肾经

心包经

三焦经

胆经

肝经

督脉

任脉

颔厌 Hànyàn

【精准定位】在头部，从头维至曲鬓的弧形连线（其弧度与鬓发弧度相应）的上 1/4 与下 3/4 的交点处。

【功能】聪耳开窍，散风活络。

【主治】偏头痛，耳鸣，耳聋，颈项痛，齿痛。

【自我保健】指压按摩：用中指指腹按揉颔厌，以局部酸胀为佳。灸法：艾条灸 5~10 分钟。

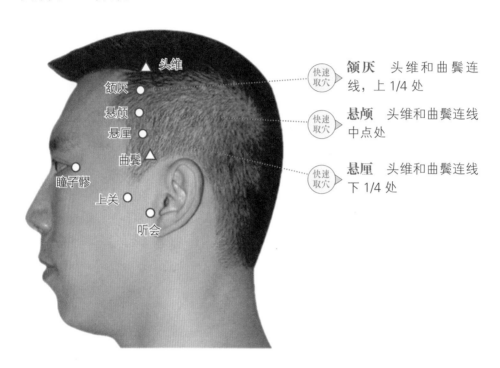

快速取穴 **颔厌** 头维和曲鬓连线，上 1/4 处

快速取穴 **悬颅** 头维和曲鬓连线中点处

快速取穴 **悬厘** 头维和曲鬓连线下 1/4 处

悬颅 Xuánlú

【精准定位】在头部，从头维至曲鬓的弧形连线（其弧度与鬓发弧度相应）的中点处。

【功能】疏通经络，清热散风。

【主治】偏头痛，面肿，目外眦痛，流鼻血，齿痛。

【自我保健】指压按摩：用中指指腹按揉悬颅，以局部酸胀为佳。灸法：艾条灸 5~10 分钟。

悬厘 Xuánlí

【精准定位】在头部，从头维至曲鬓的弧形连线（其弧度与鬓发弧度相应）的上 3/4 与下 1/4 的交点处。

【功能】疏经通络，清热散风。

【主治】偏头痛，耳鸣，目外眦痛，齿痛。

【自我保健】指压按摩：用中指指腹按揉悬厘，以局部酸胀为佳。灸法：艾条灸 5~10 分钟。

曲鬓 Qūbìn

【精准定位】在头部，耳前鬓角发际后缘与耳尖水平线的交点处。

【功能】清热散风，活络通窍。

【主治】偏头痛，耳鸣，目外眦痛，齿痛，食欲不振。

【自我保健】指压按摩：用中指指腹轻轻按揉曲鬓，以局部酸胀为佳。灸法：艾条灸 5~10 分钟。

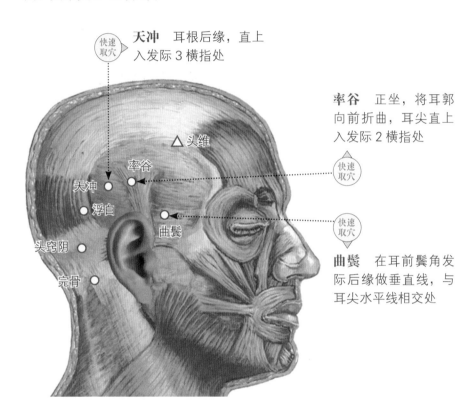

天冲 耳根后缘，直上入发际 3 横指处

快速取穴

率谷 正坐，将耳郭向前折曲，耳尖直上入发际 2 横指处

快速取穴

曲鬓 在耳前鬓角发际后缘做垂直线，与耳尖水平线相交处

快速取穴

△ 头维

率谷

天冲

浮白

曲鬓

头窍阴

完骨

率谷 Shuàigǔ

【精准定位】在头部，耳尖直上入发际 1.5 寸。

【功能】清热息风，通经活络。

【主治】头痛，眩晕，小儿惊风。

【自我保健】指压按摩：用中指指腹轻轻按揉率谷，以局部酸胀为佳。灸法：艾条灸 5~10 分钟。

天冲 Tiānchōng

【精准定位】在头部，耳根后缘直上，入发际 2 寸。

【功能】祛风定惊，清热散结。

【主治】头痛，眩晕，癫痫，耳鸣，耳聋，目痛，齿痛。

【自我保健】指压按摩：用中指指腹轻轻按揉天冲，以局部酸胀为佳。灸法：艾条灸 5~10 分钟。

取穴速查

腧穴定位

肺经

大肠经

胃经

脾经

心经

小肠经

膀胱经

肾经

心包经

三焦经

胆经

肝经

督脉

任脉

浮白 Fúbái

【**精准定位**】在头部，耳后乳突的后上方，从天冲与完骨弧形连线（其弧度与耳郭弧度相应）的上 1/3 与下 2/3 交点处。

【**功能**】清头散风，理气散结。

【**主治**】头痛，颈项强痛，咳逆，耳聋，耳鸣。

【**自我保健**】指压按摩：用中指指腹轻轻按揉浮白，以局部酸胀为佳。灸法：艾条灸 5~10 分钟。

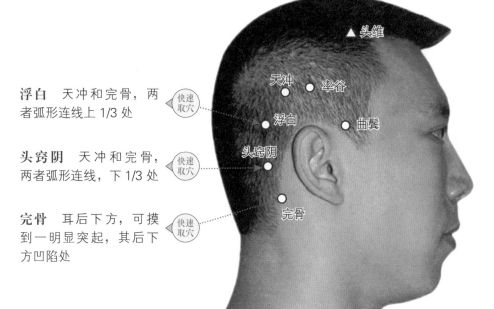

浮白 天冲和完骨，两者弧形连线上 1/3 处 ◁ 快速取穴

头窍阴 天冲和完骨，两者弧形连线，下 1/3 处 ◁ 快速取穴

完骨 耳后下方，可摸到一明显突起，其后下方凹陷处 ◁ 快速取穴

头窍阴 Tóuqiàoyīn

【**精准定位**】在头部，耳后乳突的后上方，当天冲与完骨的弧形连线的上 2/3 与下 1/3 交点处。

【**功能**】理气镇痛，开窍聪耳。

【**主治**】头痛，耳鸣，耳聋，目痛，齿痛，胸胁痛，口苦。

【**自我保健**】指压按摩：用拇指按揉头窍阴，每次 3~5 分钟。灸法：艾条灸 5~10 分钟。

完骨 Wángǔ

【**精准定位**】在头部，耳后乳突的后下方凹陷中。

【**功能**】通经活络，祛风清热。

【**主治**】头痛，目痛，齿痛，胸胁痛，口苦。

【**自我保健**】指压按摩：用拇指按揉头窍阴，每次 3~5 分钟。灸法：艾条灸 5~10 分钟。

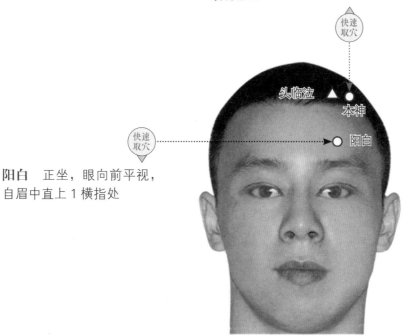

本神　正坐，从外眼角直上入发际半横指，按压有酸痛感处

快速取穴

头临泣　▲　●　本神

快速取穴

○　阳白

阳白　正坐，眼向前平视，自眉中直上 1 横指处

取穴速查　腧穴定位　肺　经　大肠经　胃　经　脾　经　心　经　小肠经　膀胱经　肾　经　心包经　三焦经　胆　经　肝　经　督　脉　任　脉

本神 Běnshén

【精准定位】在头部，前发际上 0.5 寸，头正中线旁开 3 寸。

【功能】祛风定惊，清热止痛。

【主治】中风不省人事，小儿惊厥，头痛，眩晕，颈项强急。

【自我保健】指压按摩：用拇指按揉头窍阴，每次 3~5 分钟。灸法：艾条灸 5~10 分钟。

阳白 Yángbái

【精准定位】在头部，眉上一寸，瞳孔直上。

【功能】清头明目，祛风泄热。

【主治】中风不省人事，小儿惊厥。头痛，眩晕，颈项强急。

【自我保健】指压按摩：用拇指指腹按揉阳白，每次 3~5 分钟。灸法：艾条灸 5~10 分钟。

头临泣 Tóulínqì

【**精准定位**】在头部，前发际上 0.5 寸，瞳孔直上。

【**功能**】清头明目，安神定志。

【**主治**】头痛，目赤肿痛，鼻塞，流鼻涕，中风。

【**自我保健**】指压按摩：按揉头临泣 1~3 分钟，以局部酸胀为度。灸法：艾条灸 5~10 分钟。

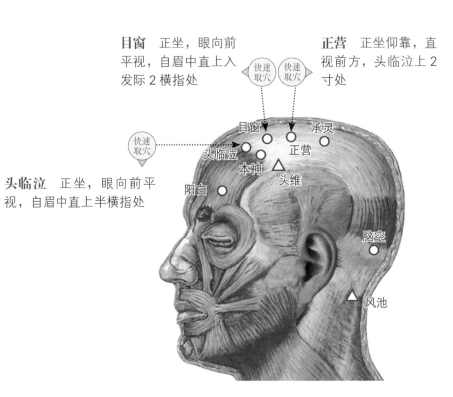

目窗 正坐，眼向前平视，自眉中直上入发际 2 横指处

正营 正坐仰靠，直视前方，头临泣上 2 寸处

快速取穴 快速取穴

目窗 承灵
头临泣 正营
本神 头维
阳白 快速取穴 脑空
风池

头临泣 正坐，眼向前平视，自眉中直上半横指处

目窗 Mùchuāng

【**精准定位**】在头部，前发际上 1.5 寸，瞳孔直上。

【**功能**】清头明目，发散风热。

【**主治**】头痛，目赤肿痛，鼻塞，牙龈肿痛，小儿惊痫。

【**自我保健**】指压按摩：用食指指腹按揉目窗，每次 1~3 分钟。灸法：艾条灸 5~10 分钟。

正营 Zhèngyíng

【**精准定位**】在头部，前发际上 2.5 寸，瞳孔直上。

【**功能**】清头明目，疏风止痛。

【**主治**】头痛头晕，面目浮肿，目赤肿痛，鼻塞。

【**自我保健**】指压按摩：用食指指腹按揉正营，每次 1~3 分钟。灸法：艾条灸 5~10 分钟。

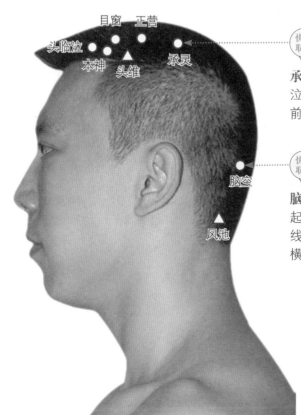

目窗　正营

头临泣

本神　头维　　承灵

快速
取穴

承灵　正坐仰靠，头临泣与风池的连线上，入前发际 4 寸

脑空

快速
取穴

脑空　在后脑勺摸到隆起的最高骨，作一水平线，与头正中线旁开 3 横指凹陷处

风池

取穴速查

腧穴定位

肺　经

大肠经

胃　经

脾　经

心　经

小肠经

膀胱经

肾　经

心包经

三焦经

胆经

肝　经

督　脉

任　脉

承灵 Chénglíng

【**精准定位**】在头部，前发际上 4 寸，瞳孔直上。

【**功能**】清头目，散风热。

【**主治**】头痛，鼻塞，眩晕，目痛。

【**自我保健**】指压按摩：用食指指腹按揉承灵，每次 1~3 分钟。灸法：艾条灸 5~10 分钟。

脑空 Nǎokōng

【**精准定位**】在头部，横平枕外隆凸的上缘，风池直上。

【**功能**】醒脑通窍，活络散风。

【**主治**】头痛，癫痫，惊悸，目眩，目赤肿痛，鼻痛，耳聋，颈项强痛。

【**自我保健**】指压按摩：用食指指腹按揉脑空，每次 1~3 分钟。灸法：艾条灸 5~10 分钟。

取穴速查

腧穴定位

肺　经

大肠经

胃　经

脾　经

心　经

小肠经

膀胱经

肾　经

心包经

三焦经

胆　经

肝　经

督　脉

任　脉

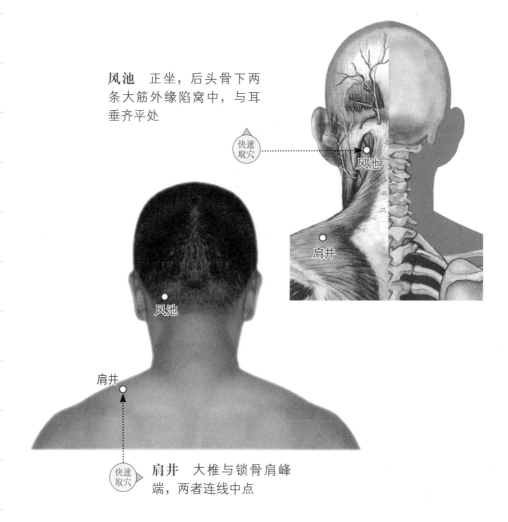

风池　正坐，后头骨下两条大筋外缘陷窝中，与耳垂齐平处

快速取穴

风池

肩井

风池

肩井

快速取穴

肩井　大椎与锁骨肩峰端，两者连线中点

风池 Fēngchí

【**精准定位**】在颈后区，枕骨之下，胸锁乳突肌上端与斜方肌上端之间的凹陷中。

【**功能**】清头明目，祛风解毒，通利官窍。

【**主治**】头痛，颈项强痛，眩晕，耳鸣耳聋，失眠，中风。

【**自我保健**】指压按摩：用拇指指腹揉按风池，以局部酸胀为度。灸法：艾条灸 10~20 分钟。

肩井 Jiānjǐng

【**精准定位**】在肩胛区，第 7 颈椎棘突与肩峰最外侧点连线的中点。

【**功能**】降逆理气，散结补虚，通经活络。

【**主治**】颈、肩、背痛，乳腺炎，手臂不举，落枕。

【**自我保健**】指压按摩：用拇指指腹揉按肩井，以局部酸胀为度。灸法：艾条灸 10~20 分钟。

渊腋 Yuānyè

【精准定位】在胸外侧区，第4肋间隙中，在腋中线上。

【功能】理气活血，通经止痛。

【主治】胸满，胁痛，腋下肿，臂痛不举。

【自我保健】指压按摩：用拇指指腹点按渊腋，每次1~3分钟。灸法：艾条灸5~10分钟。

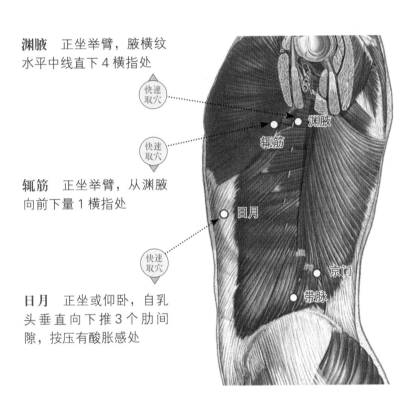

渊腋　正坐举臂，腋横纹水平中线直下4横指处

快速取穴

辄筋　正坐举臂，从渊腋向前下量1横指处

快速取穴

日月　正坐或仰卧，自乳头垂直向下推3个肋间隙，按压有酸胀感处

快速取穴

渊腋
辄筋
日月
京门
带脉

取穴速查
腧穴定位
肺经
大肠经
胃经
脾经
心经
小肠经
膀胱经
肾经
心包经
三焦经
胆经
肝经
督脉
任脉

辄筋 Zhéjīn

【精准定位】在胸外侧区，第4肋间隙中，腋中线前1寸。

【功能】降逆平喘，理气活血。

【主治】胸胁痛，咳嗽，气喘，呕吐。

【自我保健】指压按摩：用食指指腹点按辄筋，每次1~3分钟。灸法：艾条灸5~10分钟。

日月 Rìyuè（胆募穴）

【精准定位】在胸部，第7肋间隙，前正中线旁开4寸。

【功能】降逆利胆，调理肠胃。

【主治】呃逆，反胃吞酸，口苦，黄疸，胸胁疼痛。

【自我保健】指压按摩：用食指指腹稍用力按压日月，每次1~3分钟。灸法：艾条灸10~20分钟。

取穴速查

腧穴定位

肺　经

大肠经

胃　经

脾　经

心　经

小肠经

膀胱经

肾　经

心包经

三焦经

胆经

肝　经

督　脉

任　脉

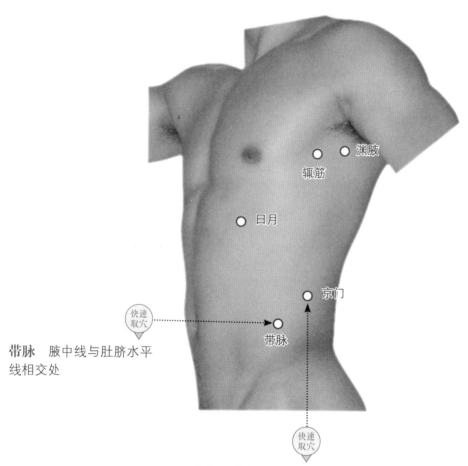

渊腋

辄筋

日月

京门

快速取穴

带脉

带脉 腋中线与肚脐水平线相交处

快速取穴

京门 先找到章门穴，其后 2 横指处

京门 Jīngmén（肾募穴）

【**精准定位**】在上腹部，第 12 肋骨游离端下际。

【**功能**】利尿通淋，补肾温阳。

【**主治**】腹胀，肠鸣，腹泻，肾炎。

【**自我保健**】指压按摩：用食指指腹点按京门，每次 3~5 分钟。灸法：艾条灸 10~20 分钟。

带脉 Dàimài

【**精准定位**】在侧腹部，第 11 肋骨游离端垂线与脐水平线的交点上。

【**功能**】清热利湿，调经止带。

【**主治**】月经不调，经闭，痛经，不孕，腰痛。

【**自我保健**】指压按摩：用拇指指腹点按带脉，每次 1~3 分钟。灸法：艾条灸 5~10 分钟。

五枢 Wǔshū

【精准定位】在下腹部，横平脐下 3 寸，髂前上棘内侧。

【功能】调经带，理下焦，通腑气。

【主治】白带异常，腰痛，小腹痛，便秘。

【自我保健】指压按摩：用拇指指腹点按五枢，每次 1~3 分钟。灸法：艾条灸 5~10 分钟。

五枢　从肚脐向下
4 横指处做水平线，
与髂前上棘相交内
侧处

维道　侧卧，在腹
股沟上，五枢前下
半横指处

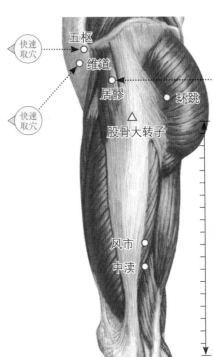

五枢
维道
居髎
环跳
股骨大转子
风市
中渎
19寸

居髎　髂前上棘是侧腹
隆起的骨性标志，股
骨大转子是髋部最隆起
处，两者连线中点

取穴速查
腧穴定位
肺经
大肠经
胃经
脾经
心经
小肠经
膀胱经
肾经
心包经
三焦经
胆经
肝经
督脉
任脉

维道 Wéidào

【精准定位】在下腹部，髂前上棘内下 0.5 寸。

【功能】调冲任，理下焦。

【主治】月经不调，腰痛，胁痛连背，便秘。

【自我保健】指压按摩：用拇指指腹点按维道，每次 1~3 分钟。灸法：艾条灸 10~20 分钟。

居髎 Jūliáo

【精准定位】在臀区，髂前上棘与股骨大转子最凸点连线的中点处。

【功能】舒筋活络，强健腰腿。

【主治】腰腿麻木，瘫痪，疝气。

【自我保健】指压按摩：用拇指指腹用力点按居髎，以局部酸胀为度。灸法：艾条灸 10~20 分钟。

环跳 Huántiào

【精准定位】在臀区，股骨大转子最凸点与骶管裂孔连线上的外 1/3 与 2/3 交点处。

【功能】祛风湿，利腰腿。

【主治】腰胯疼痛，遍身风疹，半身不遂。

【自我保健】指压按摩：用拇指指腹用力按压环跳，以局部酸胀，有放电感向下肢放散为度。灸法：艾条灸 10~20 分钟。

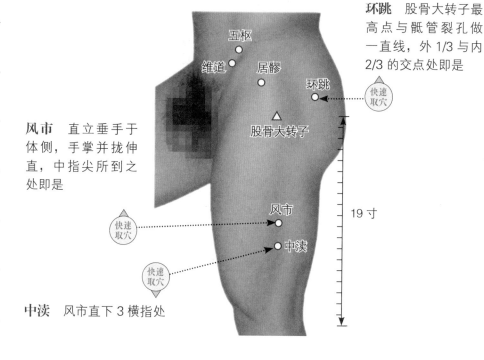

环跳　股骨大转子最高点与骶管裂孔做一直线，外 1/3 与内 2/3 的交点处即是

五枢

维道　居髎

环跳　快速取穴

股骨大转子

风市　直立垂手于体侧，手掌并拢伸直，中指尖所到之处即是

快速取穴　风市

中渎

快速取穴

19 寸

中渎　风市直下 3 横指处

风市 Fēngshì

【精准定位】在股部，直立垂手，掌心贴于大腿时，中指尖所指凹陷中，髂胫束后缘。

【功能】祛风湿，调气血，通经络。

【主治】中风半身不遂，下肢痿痹，全身瘙痒。

【自我保健】指压按摩：用食指指腹按揉风市，每次 1~3 分钟。灸法：艾条灸 10~20 分钟。

中渎 Zhōngdú

【精准定位】在股部，腘横纹上 7 寸，髂胫束后缘。

【功能】通经活络，祛风散寒。

【主治】下肢麻木，半身不遂等。

【自我保健】指压按摩：手握空拳敲打中渎，以局部酸胀，向下扩散为度。灸法：艾条灸 10~20 分钟。

膝阳关 Xīyángguān

【精准定位】在膝部，股骨外上髁后上缘，股二头肌腱与髂胫束之间的凹陷中。

【功能】疏筋脉，利关节，祛风湿。

【主治】膝关节肿痛，小腿麻木等。

【自我保健】指压按摩：用食指指腹按揉膝阳关，以局部酸胀为度。灸法：艾条灸 10~20 分钟。

膝阳关　屈膝 90°，膝上外侧有一高骨，其上方有一凹陷处

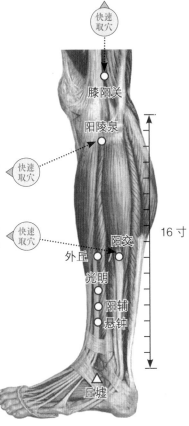

快速取穴

膝阳关

阳陵泉

阳陵泉　屈膝 90°，膝关节外下方，腓骨小头前下方凹陷处

快速取穴

阳交　腘横纹头与外踝尖连线上，中点向下 1 横指，腓骨后缘处

快速取穴

阳交

外丘

光明

阳辅

悬钟

16寸

丘墟

取穴速查　腧穴定位　肺经　大肠经　胃经　脾经　心经　小肠经　膀胱经　肾经　心包经　三焦经　**胆经**　肝经　督脉　任脉

阳陵泉 Yánglíngquán（合穴、筋会、胆下合穴）

【精准定位】在小腿外侧，腓骨头前下方凹陷中。

【功能】清热息风，消肿止痛。

【主治】头痛，耳鸣，下肢麻木，乳房胀痛，呕吐，黄疸。

【自我保健】指压按摩：用食指指腹按揉阳陵泉，每次 1~3 分钟。灸法：艾条灸 10~20 分钟。

阳交 Yángjiāo

【精准定位】在小腿外侧，外踝尖上 7 寸，腓骨后缘。

【功能】舒筋活络，安神定志。

【主治】颈项强痛，胸胁胀满，下肢麻木。

【自我保健】指压按摩：用拇指指腹按揉阳交，每次 1~3 分钟。灸法：艾条灸 5~10 分钟。

取穴速查

腧穴定位

肺经

大肠经

胃经

脾经

心经

小肠经

膀胱经

肾经

心包经

三焦经

胆经

肝经

督脉

任脉

外丘 Wàiqiū（郄穴）

【精准定位】在小腿外侧，外踝尖上 7 寸，腓骨前缘。

【功能】疏肝理气，通经活络。

【主治】头项强痛，胸胁痛，腿痛。

【自我保健】指压按摩：用拇指指腹按揉外丘，每次 1~3 分钟。灸法：艾条灸 5~10 分钟。

光明 Guāngmíng（络穴）

【精准定位】在小腿外侧，外踝尖上 5 寸，腓骨前缘。

【功能】疏肝明目，通经活络。

【主治】目痛，夜盲，白内障，乳房胀痛，腿膝酸痛。

【自我保健】指压按摩：用拇指指腹按揉光明，每次 1~3 分钟。灸法：艾条灸 10~20 分钟。

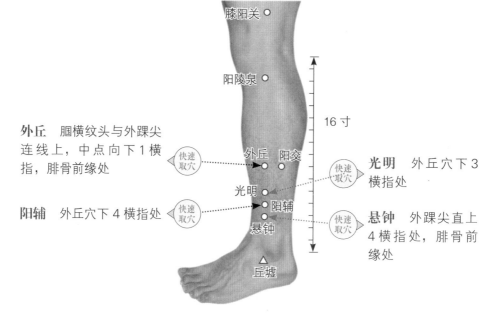

外丘　腘横纹头与外踝尖连线上，中点向下 1 横指，腓骨前缘处

阳辅　外丘穴下 4 横指处

光明　外丘穴下 3 横指处

悬钟　外踝尖直上 4 横指处，腓骨前缘处

16 寸

阳辅 Yángfǔ（经穴）

【精准定位】在小腿外侧，外踝尖上 4 寸，腓骨前缘。

【功能】清热散风，舒筋活络。

【主治】偏头痛，胸胁痛，下肢外侧痛。

【自我保健】指压按摩：用拇指指腹按揉阳辅，每次 1~3 分钟。灸法：艾条灸 10~20 分钟。

悬钟 Xuánzhōng（髓会）

【精准定位】在小腿外侧，外踝尖上 3 寸，腓骨前缘。

【功能】益髓生血，舒筋活络。

【主治】颈项痛，半身不遂，头晕，失眠，耳鸣耳聋，高血压。

【自我保健】指压按摩：用拇指指腹按揉悬钟，以局部酸胀向足底放散为宜。灸法：艾条灸 10~20 分钟。

丘墟 Qiūxū（原穴）

【精准定位】在踝区，外踝的前下方，趾长伸肌腱的外侧凹陷中。

【功能】清暑泄热，凉血解毒，醒脑安神，舒筋活络。

【主治】偏头痛，耳聋，咽肿，颈项痛，疟疾，胸胁痛。

【自我保健】指压按摩：用拇指指腹按揉丘墟，以局部沉、麻、胀并向下传导至足部为宜。灸法：艾条灸 10~20 分钟。

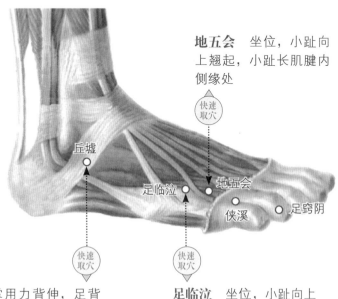

地五会　坐位，小趾向上翘起，小趾长肌腱内侧缘处

丘墟　脚掌用力背伸，足背可见明显趾长伸肌腱，其外侧，足外踝前下方凹陷处

足临泣　坐位，小趾向上翘起，小趾长肌腱外侧凹陷中，按压有酸胀感处

足临泣 Zúlínqì（输穴、八脉交会穴通带脉）

【精准定位】在足背，第4、5跖骨底结合部的前方，第5趾长伸肌腱外侧凹陷中。

【功能】舒肝解郁，息风泻火。

【主治】头痛目眩，乳腺炎，腋下肿，胁肋痛。

【自我保健】指压按摩：用拇指指腹按揉足临泣，以局部酸胀为宜。

地五会 Dìwǔhuì

【精准定位】在足背，第4、5跖骨间，第4跖趾关节近端凹陷中。

【功能】舒肝利胆，通经活络。

【主治】头痛目眩，目赤肿痛，咽肿，耳聋。

【自我保健】指压按摩：用拇指指腹按揉地五会，每次 1~3 分钟。灸法：艾条灸 5~10 分钟。

151

取穴速查

腧穴定位

肺经

大肠经

胃经

脾经

心经

小肠经

膀胱经

肾经

心包经

三焦经

胆经

肝经

督脉

任脉

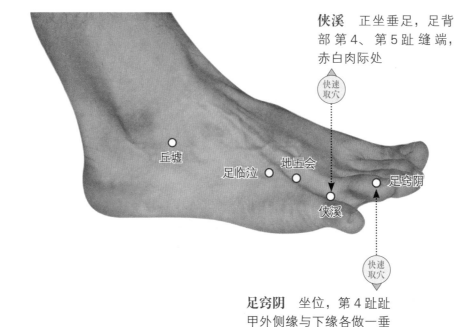

侠溪　正坐垂足，足背部第4、第5趾缝端，赤白肉际处

快速取穴

丘墟

足临泣　地五会

侠溪

足窍阴

快速取穴

足窍阴　坐位，第4趾趾甲外侧缘与下缘各做一垂线交点处

侠溪 Xiáxī（荥穴）

【精准定位】在足背，第4、5趾间，趾蹼缘后方赤白肉际处。

【功能】清热息风，消肿止痛。

【主治】头痛，目痛，胸胁痛。

【自我保健】指压按摩：用拇指指腹按揉侠溪，每次1~3分钟。灸法：艾条灸5~10分钟。

足窍阴 Zúqiàoyīn（经穴）

【精准定位】在足趾，第4趾末节外侧，趾甲根角侧后方0.1寸（指寸）。

【功能】清热解郁，通经活络。

【主治】偏头痛，耳鸣，耳聋，胸胁痛，多梦。

【自我保健】指压按摩：用拇指指腹按揉足窍阴，每次1~3分钟。灸法：艾条灸5~10分钟。

足厥阴肝经

经脉循行

足厥阴肝经：从大趾背毫毛部开始（大敦），向上沿着足背内侧，离内踝一寸，上行小腿内侧，离内踝八寸处交出足太阴脾经之后，上膝腘内侧，沿着大腿内侧，进入阴毛中，环绕阴部，至小腹，夹胃旁边，属于肝，络于胆；向上通过膈肌，分布胁肋部，沿气管之后，向上进入颃颡（háng sǎng，咽喉），连接目系，上行出于额部，与督脉交会于头顶。

它的支脉：从"目系"下向颊里，环绕唇内。

它的支脉：从肝分出，通过膈肌，向上流注于肺（接手太阴肺经）。

主治病候

本经腧穴主治肝病，妇科病，前阴病及经脉循行位置的病症。如腰痛，胸满，呃逆，遗尿，小便不利，疝气，少腹疼痛等症。

经穴歌诀

一十四穴足厥阴，大敦行间太冲寻，

中封蠡沟中都近，膝关曲泉阴包临，

五里阴廉急脉穴，章门仰望见期门。（左右共二十八穴）

足厥阴肝经图

取穴速查
腧穴定位
肺经
大肠经
胃经
脾经
心经
小肠经
膀胱经
肾经
心包经
三焦经
胆经
肝经
督脉
任脉

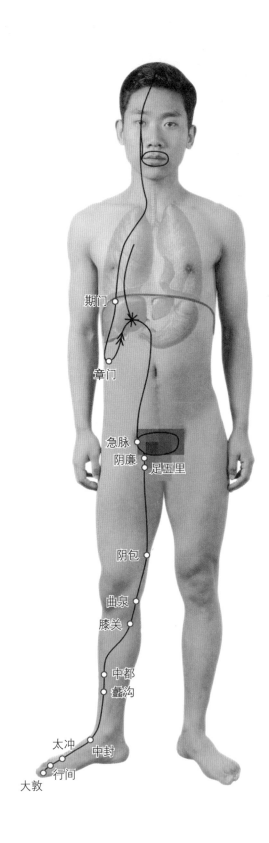

期门
章门
急脉
阴廉
足五里
阴包
曲泉
膝关
中都
蠡沟
太冲
中封
行间
大敦

大敦 Dàdūn
行间 Xíngjiān
太冲 Tàichōng
中封 Zhōngfēng
蠡沟 Lígōu
中都 Zhōngdū
膝关 Xīguān
曲泉 Qūquán
阴包 Yīnbāo
足五里 Zúwǔlǐ
阴廉 Yīnlián
急脉 Jímài
章门 Zhāngmén
期门 Qīmén

取穴速查

腧穴定位

肺经

大肠经

胃经

脾经

心经

小肠经

膀胱经

肾经

心包经

三焦经

胆经

肝经

督脉

任脉

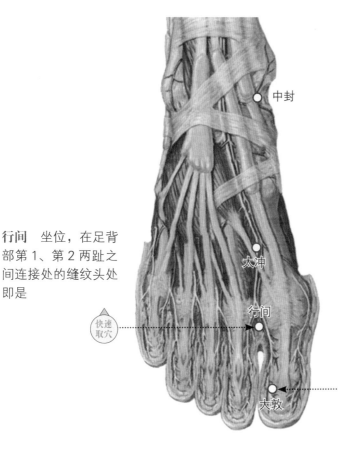

行间　坐位，在足背部第 1、第 2 两趾之间连接处的缝纹头处即是

快速取穴

中封

太冲

行间

大敦

大敦　坐位，足大趾趾甲外侧缘与下缘各做一垂线交点处

快速取穴

大敦 Dàdūn（井穴）

【精准定位】在足趾，大趾末节外侧，趾甲根角侧后方 0.1 寸（指寸）。

【功能】回阳救逆，调经止淋。

【主治】经闭，月经过多，疝气，遗尿。

【自我保健】指压按摩：经常用拇指指腹按揉大敦，每次 3~5 分钟。灸法：艾条灸 5~10 分钟。

行间 Xíngjiān（荥穴）

【精准定位】在足背，第 1、2 趾间，趾蹼缘后方赤白肉际处。

【功能】平肝潜阳，泻热安神，凉血止血。

【主治】头痛，遗精，阳痿，外阴瘙痒。痛经，闭经。

【自我保健】指压按摩：用指甲掐按行间，以局部酸胀为宜。灸法：艾条灸 5~10 分钟。

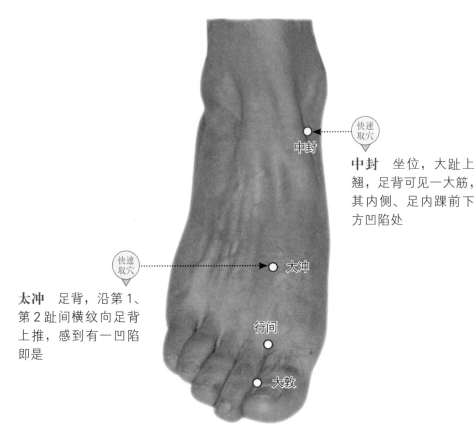

中封 坐位，大趾上翘，足背可见一大筋，其内侧、足内踝前下方凹陷处

太冲 足背，沿第1、第2趾间横纹向足背上推，感到有一凹陷即是

太冲 Tàichōng（输穴、原穴）

【精准定位】在足背，当第1、2跖骨间，跖骨底结合部前方凹陷中，或触及动脉搏动。

【功能】平肝息风，疏肝养血。

【主治】眩晕，痛经，失眠，癫痫，腰背疼痛。

【自我保健】指压按摩：用拇指指腹按揉太冲，以局部酸胀感向足底放射为宜。灸法：艾条灸 10~20 分钟。

中封 Zhōngfēng（经穴）

【精准定位】在踝区，内踝前，胫骨前肌腱与拇长伸肌腱之间的凹陷处。

【功能】清肝胆热，通利下焦，舒筋活络。

【主治】胸腹胀满，黄疸，内踝肿痛。

【自我保健】指压按摩：直刺 0.5~0.8 寸，局部酸胀。灸法：艾条灸 5~10 分钟。

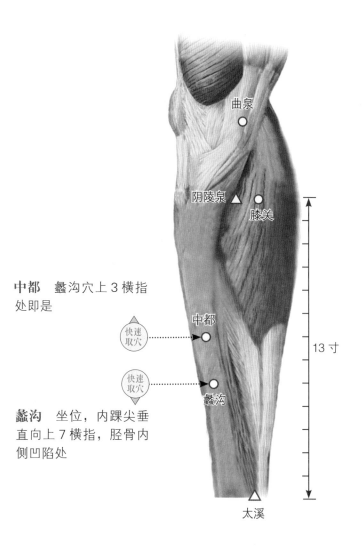

取穴速查

腧穴定位

肺经

大肠经

胃经

脾经

心经

小肠经

膀胱经

肾经

心包经

三焦经

胆经

肝经

督脉

任脉

曲泉

阴陵泉 ▲ ○ 膝关

中都 蠡沟穴上 3 横指处即是

快速取穴 ▲ ┈┈► ○ 中都

快速取穴 ▼ ┈┈► ○ 蠡沟

蠡沟 坐位，内踝尖垂直向上 7 横指，胫骨内侧凹陷处

13 寸

△ 太溪

蠡沟 Lígōu（络穴）

【**精准定位**】在小腿内侧，内踝尖上 5 寸，胫骨内侧面的中央。

【**功能**】疏肝理气，调经止带。

【**主治**】疝气，遗尿，月经不调，赤白带下，内踝肿痛。

【**自我保健**】指压按摩：用拇指指腹按揉蠡沟，每次 3~5 分钟。灸法：艾条灸 5~10 分钟。

中都 Zhōngdū（郄穴）

【**精准定位**】在小腿内侧，内踝尖上 7 寸，胫骨内侧面的中央。

【**功能**】疏肝理气，调经止血。

【**主治**】腹胀，疝气，遗精，崩漏，恶露不尽。

【**自我保健**】指压按摩：用拇指指腹按揉中都，每次 3~5 分钟。灸法：艾条灸 5~10 分钟。

取穴速查

腧穴定位

肺 经

大肠经

胃 经

脾 经

心 经

小肠经

膀胱经

肾 经

心包经

三焦经

胆 经

肝经

督 脉

任 脉

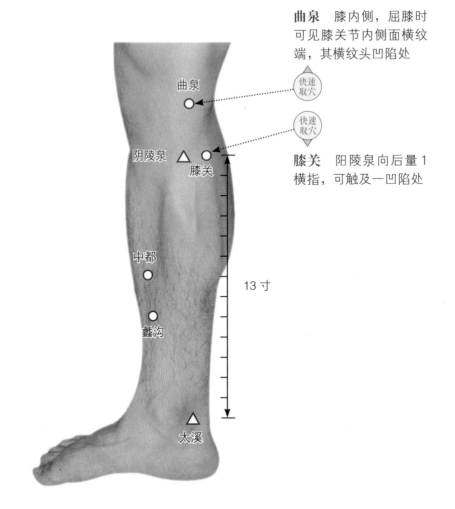

曲泉　膝内侧，屈膝时可见膝关节内侧面横纹端，其横纹头凹陷处

曲泉

快速取穴

快速取穴

阴陵泉 △ 膝关

膝关　阳陵泉向后量1横指，可触及一凹陷处

中都

蠡沟

13 寸

△ 太溪

膝关 Xīguān

【精准定位】在膝部，胫骨内侧髁的下方，阴陵泉后 1 寸。

【功能】祛风除湿，疏利关节。

【主治】膝关节肿痛，关节炎，痛风。

【自我保健】指压按摩：用拇指和中指拿揉膝关，每次 3~5 分钟。灸法：艾条灸 10~20 分钟。

曲泉 Qūquán（合穴）

【精准定位】在膝部，腘横纹内侧端，半腱肌肌腱内缘凹陷中。

【功能】疏肝理气，调经止痛。

【主治】月经不调，子宫脱垂，阳痿，遗精。

【自我保健】指压按摩：用拇指指腹按曲泉，以局部酸胀扩散至膝关节，并有麻电感向下传导为宜。灸法：艾条灸 5~10 分钟。

取穴速查
腧穴定位
肺经
大肠经
胃经
脾经
心经
小肠经
膀胱经
肾经
心包经
三焦经
胆经
肝经
督脉
任脉

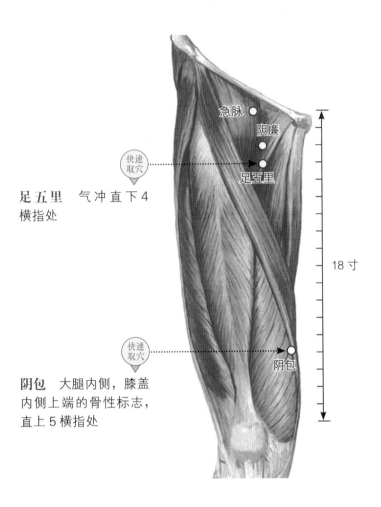

急脉

阴廉

足五里

18寸

快速取穴

足五里 气冲直下4
横指处

快速取穴

阴包 大腿内侧，膝盖
内侧上端的骨性标志，
直上5横指处

阴包

阴包 Yīnbāo

【**精准定位**】在股前区，髌底
上4寸，股内肌与缝匠肌之间。

【**功能**】利尿通淋，调经止痛。

【**主治**】月经不调，腰骶痛引
小腹等。

【**自我保健**】指压按摩：用拇
指指腹按揉阴包，每次3~5分钟。
灸法：艾条灸5~10分钟。

足五里 Zúwǔlǐ

【**精准定位**】在股前区，气冲
直下3寸，动脉搏动处。

【**功能**】疏肝理气，清热利湿。

【**主治**】小腹胀痛，睾丸肿痛，
四肢倦怠，子宫下垂。

【**自我保健**】指压按摩：用拇
指指腹按揉足五里，每次3~5分
钟。灸法：艾条灸5~10分钟。

159

取穴速查

腧穴定位

肺经

大肠经

胃经

脾经

心经

小肠经

膀胱经

肾经

心包经

三焦经

胆经

肝经

督脉

任脉

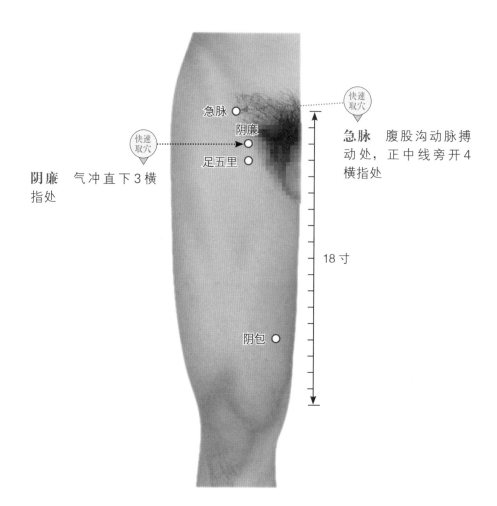

急脉

阴廉

足五里

阴包

18寸

快速取穴

阴廉 气冲直下3横指处

快速取穴

急脉 腹股沟动脉搏动处，正中线旁开4横指处

阴廉 Yīnlián

【精准定位】在股前区，气冲直下2寸。

【功能】调经止带，通经活络。

【主治】月经不调，赤白带下，少腹疼痛。

【自我保健】指压按摩：用拇指指腹按揉阴廉，每次3~5分钟。灸法：艾条灸5~10分钟。

急脉 Jímài

【精准定位】在腹股沟区，横平耻骨联合上缘，前正中线旁开2.5寸处。

【功能】疏肝胆，理下焦。

【主治】少腹痛，疝气，阴茎痛。

【自我保健】指压按摩：用拇指指腹按揉急脉，每次3~5分钟。灸法：艾条灸5~10分钟。

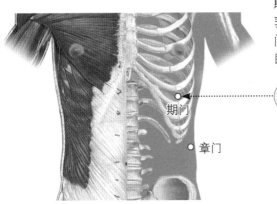

期门　正坐或仰卧，自乳头垂直向下推2个肋间隙，按压有酸胀感处即是

快速取穴

期门

章门

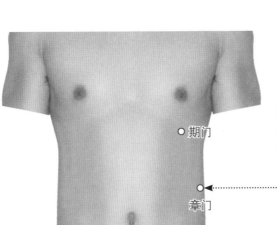

章门　正坐，屈肘合腋，肘尖所指处，按压有酸胀感处

快速取穴

期门

章门

章门 Zhāngmén（脾募穴、脏会穴）

【精准定位】在侧腹部，第11肋游离端的下际。

【功能】疏肝健脾，降逆平喘。

【主治】大便秘结，四肢懈惰，胸胁痛，呕吐，腹泻。

【自我保健】指压按摩：用拇指指腹按揉章门，以侧腹部有酸胀感为宜。灸法：艾条温和灸10~20分钟。

期门 Qīmén（肝募穴）

【精准定位】在胸部，第6肋间隙，前正中线旁开4寸。

【功能】平肝潜阳，疏肝健脾。

【主治】胸胁痛，咳嗽气喘，呕吐呃逆，情志抑郁。

【自我保健】指压按摩：用拇指指腹按揉期门，每次3~5分钟。灸法：艾条灸10~20分钟。

督脉

经脉循行

督脉为阳脉之海，其经脉起始于肾下的胞中，到达少腹部，向下经过腰部中央，到达尿道口。男子循阴茎向下到达肛门部，女子络阴部，会合于肛门，均绕到肛门后的会阴，又经过臀部，在足少阴肾经和足太阳膀胱经交会处合于足少阴肾经，再向上经过大腿内侧，从会阳贯穿脊柱，交会于长强穴。在骶骨末端与足少阴肾经交会，并脊柱内上行，经过腰俞、阳关、命门、悬枢、脊中、中枢、筋缩、至阳、灵台、神道、身柱、陶道、大椎，与手足三阳经会合，向上经过哑门，与阳维脉交会，向内联系舌本，向上到达风府穴，与足太阳膀胱经和阳维脉交会，共同进入脑中，经过脑户、强间、后顶、上达巅顶部，经过百会、前顶、囟会、上星，到达神庭，与足太阳膀胱经和督脉交会，沿前额正中到达鼻柱，经素髎、水沟，与手足阳明经交会，到达兑端穴，进入龈交穴，与任脉、足阳明胃经交会而到达终点。

主治病候

本经腧穴主治神志病，热病，腰骶、背、头项局部病症及相应的内脏病症。如脊柱强痛，角弓反张等症。

经穴歌诀

督脉中行二十八，长强腰俞腰阳关，命门悬枢接脊中，筋缩至阳灵台逸，神道身柱陶道长，大椎平肩二十一，哑门风府脑户深，强间后顶百会率，前顶囟会上星圆，神庭素髎水沟窟。兑端开口唇中央，龈交唇内任督毕。（二十八穴）

督脉图

长强 Chángqiáng
腰俞 Yāoshū
腰阳关 Yāoyángguān
命门 Mìngmén
悬枢 Xuánshū
脊中 Jǐzhōng
中枢 Zhōngshū
筋缩 Jīnsuō
至阳 Zhìyáng
灵台 Língtái
神道 Shéndào
身柱 Shēnzhù
陶道 Táodào
大椎 Dàzhuī
哑门 Yǎmén
风府 Fēngfǔ
脑户 Nǎohù
强间 Qiángjiān
后顶 Hòudǐng
百会 Bǎihuì
前顶 Qiándǐng
囟会 Xìnhuì
上星 Shàngxīng
神庭 Shéntíng
素髎 Sùliáo
水沟 Shuǐgōu
龈交 Yínjiāo
兑端 Duìduān

百会
后顶
强间
脑户
风府
哑门

上星 囟会
神庭 前顶
素髎
兑端 水沟

大椎
陶道
身柱
神道
灵台
至阳
筋缩
中枢
脊中
悬枢
命门
腰阳关
腰俞
长强

神庭
印堂
素髎
兑端 水沟

龈交

长强

取穴速查
腧穴定位
肺经
大肠经
胃经
脾经
心经
小肠经
膀胱经
肾经
心包经
三焦经
胆经
肝经
督脉
任脉

长强 Chángqiáng（络穴）

【精准定位】在会阴区，尾骨下方，尾骨端与肛门连线的中点处。

【功能】育阴潜阳，益气固脱。

【主治】泄泻，便秘，便血，痔疾，脱肛。

【自我保健】指压按摩：用掌心搓长强，以局部酸胀扩散至肛门为宜。灸法：本穴一般不灸。

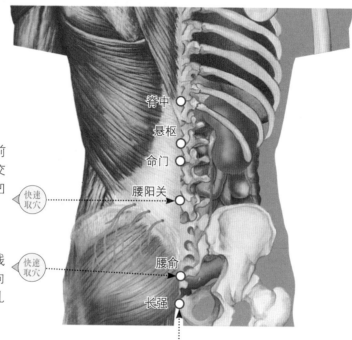

腰阳关　两侧髂前上棘连线与脊柱交点处，可摸到一凹陷即是

快速取穴

腰俞　在后正中线上，顺着脊柱向下，正对骶管裂孔处即是

快速取穴

脊中

悬枢

命门

腰阳关

腰俞

长强

快速取穴　长强　在尾骨端下，尾骨端与肛门连线中点处

腰俞 Yāoshū

【精准定位】在骶区，正对骶管裂孔，后正中线上。

【功能】补肾调经，强健筋骨。

【主治】泄泻，便秘，便血，痔疮。

【自我保健】指压按摩：用中指指腹按揉腰俞，以局部酸胀为宜。灸法：艾条灸 5~10 分钟。

腰阳关 Yāoyángguān

【精准定位】在脊柱区，第 4 腰椎棘突下凹陷中，后正中线上。

【功能】补益下元，强壮腰肾。

【主治】腰骶痛，下肢麻木，遗精，阳痿，月经不调。

【自我保健】指压按摩：用拇指指腹按揉腰阳关，以局部酸胀为宜。灸法：艾条温灸 10~20 分钟。

命门 Mìngmén

【精准定位】在脊柱区，第 2 腰椎棘突下凹陷中，后正中线上。

【功能】固精壮阳，培元补肾。

【主治】遗精，阳痿，不孕，白浊，赤白带下。遗尿，小便不利，泄泻。腰骶、腰脊强痛，虚损腰痛，下肢痿痹。汗不出，寒热疟疾，小儿发痫。

【自我保健】指压按摩：用掌心搓命门，直至有热感为宜。灸法：艾条灸 10~20 分钟。

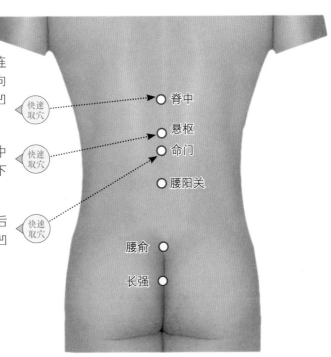

脊中 两侧肩胛下角连线与后正中线相交处向下推 4 个椎体，下缘凹陷处即是

悬枢 从命门沿后正中线向上推 1 个椎体，下缘凹陷处

命门 肚脐水平线与后正中线交点，按压有凹陷处

脊中
悬枢
命门
腰阳关

腰俞
长强

快速取穴
快速取穴
快速取穴

悬枢 Xuánshū

【精准定位】在脊柱区，第 1 腰椎棘突下凹陷中，后正中线上。

【功能】强腰益肾，涩肠固脱。

【主治】腹痛，腹胀，泄泻，腰背强痛。

【自我保健】指压按摩：用拇指指腹按揉悬枢，以局部酸胀为宜。灸法：艾条温灸 5~15 分钟。

脊中 Jǐzhōng

【精准定位】在脊柱区，第 11 胸椎棘突下凹陷中，后正中线上。

【功能】调理肠胃，益肾宁神。

【主治】腹泻，黄疸，痢疾，痔疮，脱肛，便血，腰脊痛，癫痫。

【自我保健】指压按摩：用拇指揉按脊中，以局部酸胀为宜。灸法：艾条温灸 5~15 分钟。

取穴速查
腧穴定位
肺经
大肠经
胃经
脾经
心经
小肠经
膀胱经
肾经
心包经
三焦经
胆经
肝经
督脉
任脉

取穴速查
腧穴定位
肺经
大肠经
胃经
脾经
心经
小肠经
膀胱经
肾经
心包经
三焦经
胆经
肝经
督脉
任脉

中枢 Zhōngshū

【精准定位】在脊柱区，第10胸椎棘突下凹陷中，后正中线上。

【功能】强腰补肾，和胃止痛。

【主治】呕吐，胃痛，食欲不振，腰背痛。

【自我保健】指压按摩：经常敲打中枢，以局部酸胀为宜。灸法：艾条灸5~15分钟。

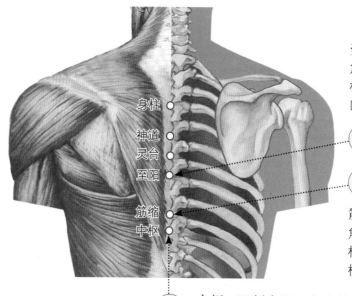

至阳　两侧肩胛下角连线与后正中线相交处，椎体下缘凹陷处

筋缩　两侧肩胛下角连线与后正中线相交处向下推2个椎体，下缘凹陷处

中枢　两侧肩胛下角连线与后正中线相交处向下推3个椎体，下缘凹陷处

身柱
神道
灵台
至阳
筋缩
中枢

筋缩 Jīnsuō

【精准定位】在脊柱区，第9胸椎棘突下凹陷中，后正中线上。

【功能】舒筋壮阳，醒脑安神。

【主治】胃痛，癫痫，惊痫。

【自我保健】指压按摩：用拇指揉按筋缩，以局部酸胀为宜。灸法：温和灸10~15分钟。

至阳 Zhìyáng

【精准定位】在脊柱区，第7胸椎棘突下凹陷中，后正中线上。

【功能】利湿退黄，健脾和胃，止咳平喘。

【主治】胸胁胀痛，黄疸，腰背疼痛。

【自我保健】指压按摩：用拇指揉按至阳，以局部酸胀为宜。灸法：艾条灸10~20分钟。

灵台 Língtái

【精准定位】在脊柱区，第6胸椎棘突下凹陷中，后正中线上。

【功能】清热解毒，宣肺定喘，舒筋活络。

【主治】疔疮，咳嗽，气喘，项强，背痛。

【自我保健】指压按摩：用拇指揉按灵台，以局部酸胀为宜。灸法：艾条灸10~20分钟。

取穴速查

腧穴定位

肺经

大肠经

胃经

脾经

心经

小肠经

膀胱经

肾经

心包经

三焦经

胆经

肝经

督脉

任脉

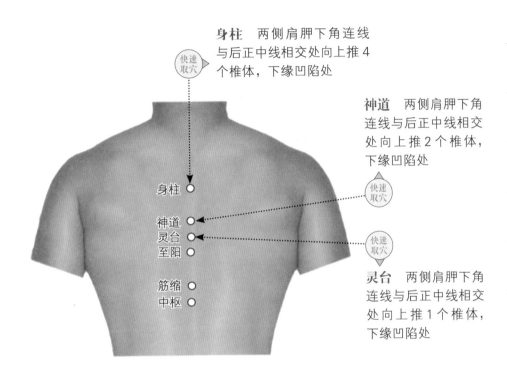

身柱　两侧肩胛下角连线与后正中线相交处向上推4个椎体，下缘凹陷处

快速取穴

神道　两侧肩胛下角连线与后正中线相交处向上推2个椎体，下缘凹陷处

快速取穴

灵台　两侧肩胛下角连线与后正中线相交处向上推1个椎体，下缘凹陷处

快速取穴

身柱
神道
灵台
至阳
筋缩
中枢

神道 Shéndào

【精准定位】在脊柱区，第5胸椎棘突下凹陷中，后正中线上。

【功能】镇惊安神，理气宽胸。

【主治】惊悸，心痛，心悸，失眠健忘，癫痫，腰背痛。

【自我保健】指压按摩：用拇指用力揉按神道，以局部酸胀为宜。灸法：艾条温灸5~10分钟。

身柱 Shēnzhù

【精准定位】在脊柱区，第3胸椎棘突下凹陷中，后正中线上。

【功能】清热宣肺，醒神定痉，活血通络。

【主治】咳嗽，气喘，腹泻，腰背疼痛，癫痫。

【自我保健】指压按摩：用拇指用力揉按身柱，以局部酸胀为宜。灸法：艾条温灸10~20分钟。

取穴速查

腧穴定位

肺经

大肠经

胃经

脾经

心经

小肠经

膀胱经

肾经

心包经

三焦经

胆经

肝经

督脉

任脉

陶道 Táodào

【**精准定位**】在脊柱区，第 1 胸椎棘突下凹陷中，后正中线上。

【**功能**】清热解表，安神截疟，通络止痛。

【**主治**】头痛项强，疟疾，脊背酸痛。

【**自我保健**】指压按摩：用拇指用力揉按陶道，以局部酸胀为宜。灸法：艾条温灸 10~20 分钟。

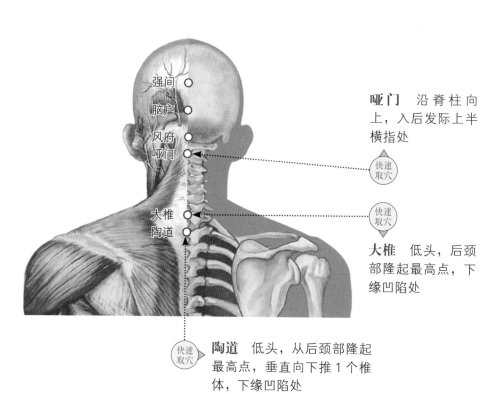

强间

脑户

风府

哑门

大椎

陶道

哑门 沿脊柱向上，入后发际上半横指处

快速取穴

快速取穴

大椎 低头，后颈部隆起最高点，下缘凹陷处

快速取穴

陶道 低头，从后颈部隆起最高点，垂直向下推 1 个椎体，下缘凹陷处

大椎 Dàzhuī

【**精准定位**】在脊柱区，第 7 颈椎棘突下凹陷中，后正中线上。

【**功能**】解表散寒，镇静安神，肃肺调气，清热解毒。

【**主治**】头项强痛，肩背痛，咳嗽喘急，小儿惊风。

【**自我保健**】指压按摩：用拇指用力揉按大椎，以局部酸胀为宜。灸法：艾条温灸 10~20 分钟。

哑门 Yǎmén

【**精准定位**】在颈后区，第 2 颈椎棘突上际凹陷中，后正中线上。

【**功能**】开喑通窍，清心宁志。

【**主治**】声音嘶哑，舌缓不语，重舌，失语，癫疾。

【**自我保健**】指压按摩：用拇指指腹点按哑门。灸法：艾条温和灸 3~5 分钟。

风府 Fēngfǔ

【精准定位】在颈后区，枕外隆突直下，两侧斜方肌之间凹陷中。

【功能】清热息风，醒脑开窍。

【主治】感冒，颈项强痛，眩晕，鼻塞，咽喉肿痛。

【自我保健】指压按摩：用拇指指腹点按风府。灸法：艾条温和灸 3~5 分钟。

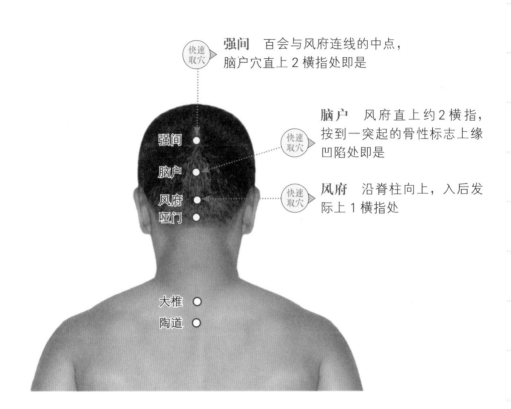

快速取穴　**强间**　百会与风府连线的中点，脑户穴直上 2 横指处即是

快速取穴　**脑户**　风府直上约 2 横指，按到一突起的骨性标志上缘凹陷处即是

快速取穴　**风府**　沿脊柱向上，入后发际上 1 横指处

强间
脑户
风府
哑门

大椎
陶道

脑户 Nǎohù

【精准定位】在头部，枕外隆凸的上缘凹陷中。

【功能】清头明目，镇痉安神。

【主治】癫狂，眩晕，头重，头痛，项强等。

【自我保健】指压按摩：用拇指指腹点按脑户。灸法：艾条温灸 5~10 分钟。

强间 Qiángjiān

【精准定位】在头部，后发际正中直上 4 寸。

【功能】宁心安神，通络止痛。

【主治】头痛，目眩，口歪，癫痫。

【自我保健】指压按摩：用拇指指腹揉按强间。灸法：艾条温灸 5~10 分钟。

后顶 Hòudǐng

【**精准定位**】在头部，后发际正中直上 5.5 寸。

【**功能**】清热止痛，宁心安神。

【**主治**】项强，头痛，眩晕，心烦，失眠。

【**自我保健**】指压按摩：用拇指指腹揉按后顶。灸法：艾条温灸 5~10 分钟。

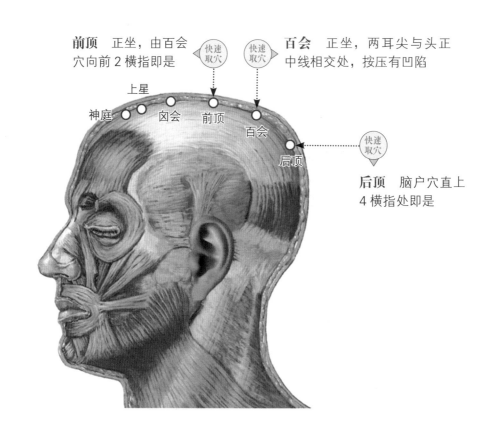

前顶　正坐，由百会穴向前 2 横指即是

上星

神庭　囟会　前顶

百会　正坐，两耳尖与头正中线相交处，按压有凹陷

百会

后顶

后顶　脑户穴直上 4 横指处即是

快速取穴

百会 Bǎihuì

【**精准定位**】在头部，前发际正中直上 5 寸。

【**功能**】升阳固脱，开窍宁神。

【**主治**】眩晕，脱肛，痔疾，子宫下垂，神志病。

【**自我保健**】指压按摩：用拇指指腹揉百会，以局部胀痛为宜。灸法：艾条灸 10~20 分钟。

前顶 Qiándǐng

【**精准定位**】在头部，前发际正中直上 3.5 寸。

【**功能**】清热通窍，健脑安神。

【**主治**】癫痫，小儿惊风，头痛，头晕。

【**自我保健**】指压按摩：用拇指指腹揉前顶，以局部沉胀为宜。灸法：艾条温灸 5~10 分钟。

神庭 Shéntíng

【精准定位】在头部，前发际正中直上 0.5 寸。

【功能】潜阳安神，醒脑息风。

【主治】失眠，头晕，目眩，鼻塞，流泪，目赤肿痛。

【自我保健】指压按摩：用拇指指腹按揉神庭，以局部胀痛为宜。灸法：艾条温灸 5~10 分钟。

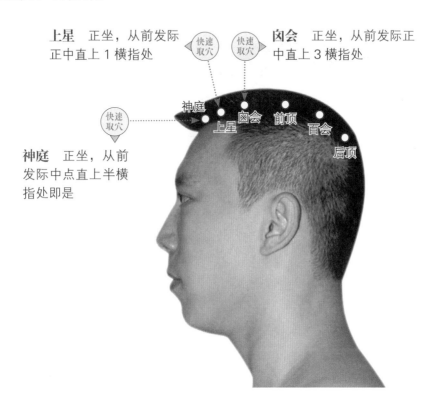

上星　正坐，从前发际正中直上 1 横指处

囟会　正坐，从前发际正中直上 3 横指处

快速取穴

快速取穴

快速取穴

神庭

上星

囟会

前顶

百会

后顶

神庭　正坐，从前发际中点直上半横指处即是

取穴速查

腧穴定位

肺　经

大肠经

胃　经

脾　经

心　经

小肠经

膀胱经

肾　经

心包经

三焦经

胆　经

肝　经

督脉

任　脉

囟会 Xìnhuì

【精准定位】在头部，前发际正中直上 2 寸。

【功能】醒脑开窍，清头散风。

【主治】头痛，目眩，面红目赤，流鼻涕。

【自我保健】指压按摩：经常用拇指指腹按揉囟会。灸法：艾条灸 5~10 分钟。

上星 Shàngxīng

【精准定位】在头部，前发际正中直上 1 寸。

【功能】散风清热，宁心通窍。

【主治】头痛，眩晕，目赤肿痛，鼻出血。

【自我保健】指压按摩：用拇指指腹垂直向下按压上星，以局部胀痛为宜。灸法：艾条温灸 5~10 分钟。

素髎 Sùliáo

【精准定位】在面部，鼻尖的正中央。

【功能】通利鼻窍，开窍醒神。

【主治】惊厥，鼻塞，流鼻血，鼻流清涕。

【自我保健】指压按摩：用拇指指腹按揉素髎，每次 1~3 分钟。

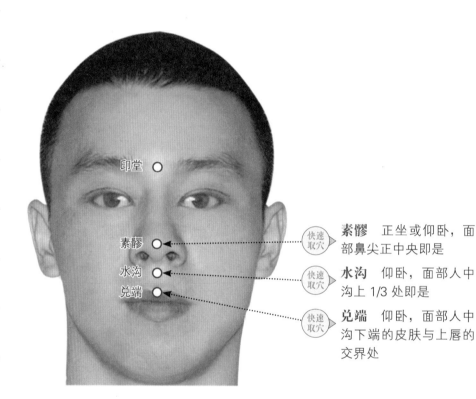

印堂

素髎

水沟

兑端

快速取穴 **素髎** 正坐或仰卧，面部鼻尖正中央即是

快速取穴 **水沟** 仰卧，面部人中沟上 1/3 处即是

快速取穴 **兑端** 仰卧，面部人中沟下端的皮肤与上唇的交界处

水沟 Shuǐgōu

【精准定位】在面部，人中沟的上 1/3 与中 1/3 交点处。

【功能】醒脑开窍，通经活络。

【主治】晕厥，中暑，黄疸，闪挫腰痛。

【自我保健】指压按摩：用拇指指腹按揉水沟，每次 1~3 分钟。灸法：艾条温灸 5~10 分钟。

兑端 Duìduān

【精准定位】在面部，上唇结节的中点。

【功能】开窍醒神，散风泻热。为急救穴之一。

【主治】牙龈肿痛，鼻塞，昏迷。

【自我保健】指压按摩：用食指指腹点按兑端，每次 1~3 分钟。灸法：艾条灸 3~5 分钟。

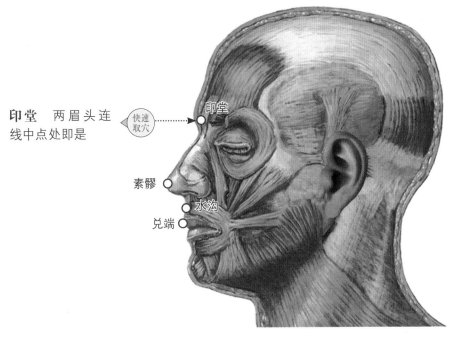

印堂　两眉头连
线中点处即是

印堂

素髎

水沟

兑端

快速
取穴

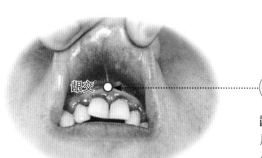

龈交

快速
取穴

龈交　提起上唇，上
唇系带与上牙龈相接
处即是

取穴速查
腧穴定位
肺　经
大肠经
胃　经
脾　经
心　经
小肠经
膀胱经
肾　经
心包经
三焦经
胆　经
肝　经
督脉
任脉

龈交 Yínjiāo

【精准定位】在上唇内，上唇系带与上牙龈的交点。

【功能】活血清热，安神定志，舒筋止痛。

【主治】口臭，牙龈肿痛，癫狂，腰扭伤，颈项强。

【自我保健】指压按摩：用舌头向上唇内侧顶，就可以刺激到龈交。

印堂 Yìntáng

【精准定位】在头部，两眉毛内侧端中间的凹陷中。

【功能】镇惊安神，活络疏风。

【主治】失眠，健忘，癫痫，头痛，眩晕，目赤肿痛，三叉神经痛。

【自我保健】指压按摩：用食指指腹点按印堂，每次50~100下。灸法：艾条灸5~10分钟。

173

任脉

经脉循行

任脉为阴脉之海，其经脉起始于中极下、少腹内的会阴部，向上走行并外出，沿曲骨穴，上过毛际，到达中极穴，与足厥阴肝经、足太阴脾经、足少阴肾经一同并行腹里，沿关元穴，经过石门穴，与足少阳胆经、冲脉交会于阴交穴，沿神阙、水分，与足太阴脾经交会于下脘穴，经过建里穴、与手太阳小肠经、手少阳三焦经、足阳明胃经交会于中脘穴，向上经过上脘、巨阙、鸠尾、中庭、膻中、玉堂、紫宫、华盖、璇玑，再向上经过喉咙，与阴维脉交会于天突、廉泉，向上经过下颌部，经过承浆与手足阳明经、督脉交会，环绕口唇，到达下龈交穴（在下齿龈缝中，其位置与承浆内外相应），往复并分为两支，经过面部，联系两目中央的下方，至承泣穴而到达终点。

主治病候

本经腧穴主治腹、胸、颈、头面部的局部病症及相应的内脏器官疾病，少数腧穴可治疗神志病或有强壮作用。如疝气，带下，腹中结块等症。

经穴歌诀

任脉起于会阴穴，曲骨中极关元锐，

石门气海阴交仍，神阙水分下脘配，

建里中上脘相连，巨阙鸠尾蔽骨下，

中庭膻中慕玉堂，紫宫华盖璇玑夜，

天突结喉是廉泉，唇下宛宛承浆舍。（二十四穴）

任脉图

会阴 Huìyīn
曲骨 Qūgǔ
中极 Zhōngjí
关元 Guānyuán
石门 Shímén
气海 Qìhǎi
阴交 Yīnjiāo
神阙 Shénquè
水分 Shuǐfēn
下脘 Xiàwǎn
建里 Jiànlǐ
中脘 Zhōngwǎn
上脘 Shàngwǎn
巨阙 Jùquè
鸠尾 Jiūwěi
中庭 Zhōngtíng
膻中 Dànzhōng

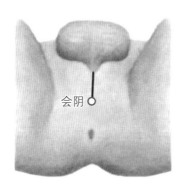

玉堂 Yùtáng
紫宫 Zǐgōng
华盖 Huágài
璇玑 Xuánjī
天突 Tiāntū
廉泉 Liánquán
承浆 Chéngjiāng

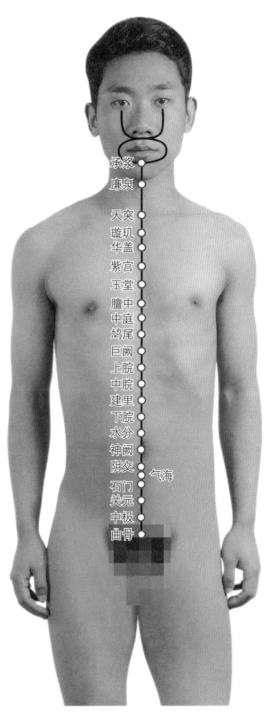

取穴速查
腧穴定位
肺经
大肠经
胃经
脾经
心经
小肠经
膀胱经
肾经
心包经
三焦经
胆经
肝经
督脉
任脉

175

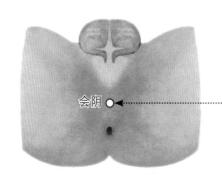

会阴 仰卧，双腿分开，男性在阴囊根部与肛门连线的中点，女性在大阴唇后联合与肛门连线的中点

快速取穴

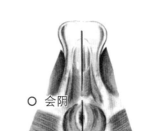

○ 会阴

会阴 Huìyīn

【精准定位】会阴区，男性在阴囊根部与肛门连线的中点，女性在大阴唇后联合与肛门连线的中点。

【功能】醒神开窍，通利下焦。

【主治】阴痒，闭经，溺水窒息，产后昏迷不醒，癫狂。

【自我保健】指压按摩：用拇指指腹揉按会阴，以局部胀痛甚至扩散至前、后阴为宜。灸法：艾条灸 5~10 分钟。

曲骨 Qūgǔ

【精准定位】在下腹部，耻骨联合上缘，前正中线上。

【功能】涩精举阳，补肾利尿，调经止带。

【主治】遗精，阳痿，月经不调，痛经，遗尿。

【自我保健】指压按摩：用拇指指腹揉按曲骨，以局部酸胀为宜。灸法：艾条温灸 5~15 分钟。

中极 Zhōngjí（膀胱募穴）

【精准定位】在下腹部，脐中下 4 寸，前正中线上。

【功能】清利湿热，益肾调经，通阳化气。

【主治】阳痿，遗精，月经不调。

【自我保健】指压按摩：用拇指指腹揉按中极，以局部酸胀为宜。灸法：艾条温灸 10~15 分钟。

关元　在下腹部，前正中线上，肚脐中央向下 4 横指处

中极　在下腹部，前正中线上，肚脐中央向下两个 3 横指处

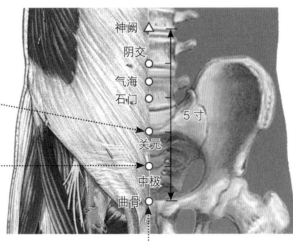

神阙
阴交
气海
石门
5 寸
关元
中极
曲骨

快速取穴

快速取穴

曲骨　在下腹部，前正中线上，从下腹部向下摸到一个横着走行的骨性标志上缘即是

快速取穴

关元 Guānyuán（小肠募穴）

【精准定位】在下腹部，脐中下 3 寸，前正中线上。

【功能】培元固脱，温肾壮阳，调经止带。

【主治】遗精，阳痿，月经不调，子宫肌瘤。

【自我保健】指压按摩：将掌心搓热后敷在关元穴上，每次 1~2 分钟。灸法：艾条灸 10~20 分钟。

【备注】孕妇禁刺灸。

石门 Shímén（三焦募穴）

【精准定位】在下腹部，当脐中下 2 寸，前正中线上。

【功能】健脾益肾，清利下焦。

【主治】腹痛，小便不利，遗精，阳痿，白带异常。

【自我保健】指压按摩：对女性来说，石门不宜按压，可用热毛巾热敷。灸法：艾条灸 10~20 分钟。

阴交 在下腹部，前正中线上，肚脐中央向下1横指处

气海 在下腹部，前正中线上，肚脐中央向下2横指处

石门 在下腹部，前正中线上，肚脐中央向下3横指处

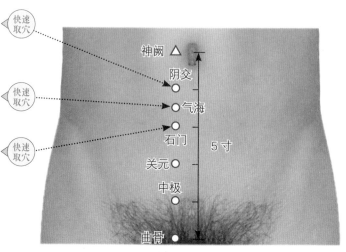

气海 Qìhǎi（肓之原穴）

【精准定位】在下腹部，脐中下1.5寸，前正中线上。

【功能】补气健脾，调理下焦，培元固本。

【主治】阳痿，月经不调，痛经，胃下垂，四肢乏力。

【自我保健】指压按摩：用拇指指腹揉按气海，以产生热感为止。灸法：艾条温灸20~30分钟。

阴交 Yīnjiāo

【精准定位】在下腹部，脐中下1寸，前正中线上。

【功能】利水消肿，调经理血，温补下元。

【主治】遗精，阳痿，月经不调，腹胀，便秘。

【自我保健】指压按摩：用拇指指腹揉按阴交，以局部酸胀为宜。灸法：艾条温灸10~20分钟。

神阙 Shénquè

【精准定位】在脐区，脐中央。

【功能】温阳救逆，利水消肿。

【主治】各种脱证，月经不调，遗精，不孕。

【自我保健】指压按摩：经常用手掌摩揉神阙，每次3~5分钟。灸法：艾条温灸20~30分钟。

建里　在上腹部，前正中线上，肚脐中央向上 4 横指处 〔快速取穴〕

下脘　在上腹部，前正中线上，肚脐中央向上 3 横指处 〔快速取穴〕

水分　在上腹部，前正中线上，肚脐中央向上 1 横指处 〔快速取穴〕

中庭
鸠尾
巨阙
上脘 8 寸
中脘
建里
下脘
水分
神阙

〔快速取穴〕

神阙　在腹部、肚脐中央即是

水分 Shuǐfēn

【**精准定位**】在上腹部，脐中上 1 寸，前正中线上。

【**功能**】利水消肿，健脾和胃。

【**主治**】水肿，泄泻，腹胀，肠鸣，反胃，腹痛。

【**自我保健**】指压按摩：经常用手掌摩揉水分，每次 3~5 分钟。灸法：艾条温灸 15~20 分钟。

下脘 Xiàwǎn

【**精准定位**】在上腹部，脐中上 2 寸，前正中线上。

【**功能**】和胃健脾，消积化滞。

【**主治**】腹痛，腹胀，呕吐，呃逆，泄泻。

【**自我保健**】指压按摩：经常用手掌摩揉下脘，每次 3~5 分钟。灸法：艾条温灸 5~15 分钟。

建里 Jiànlǐ

【**精准定位**】在上腹部，脐中上 3 寸，前正中线上。

【**功能**】和胃健脾，降逆利水。

【**主治**】胃脘痛，呕吐，食欲不振，水肿。

【**自我保健**】指压按摩：经常用手掌摩揉建里，每次 3~5 分钟。灸法：艾条温灸 5~15 分钟。

179

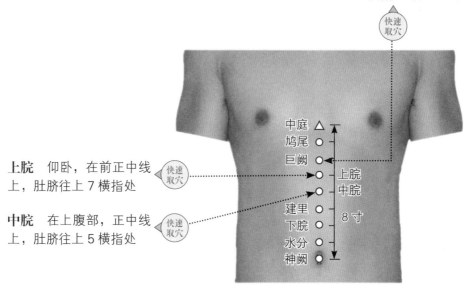

巨阙　仰卧，在前正中线上，肚脐中央往上8横指处即是

〔快速取穴〕

中庭 △
鸠尾 ○
巨阙 ○
上脘 ○ ——上脘
中脘 ○ ——中脘
建里 ○
下脘 ○　　8寸
水分 ○
神阙 ◎

上脘　仰卧，在前正中线上，肚脐往上7横指处　〔快速取穴〕

中脘　在上腹部，正中线上，肚脐往上5横指处　〔快速取穴〕

中脘 Zhōngwǎn（胃募穴、腑会穴）

【精准定位】在上腹部，脐中上4寸，前正中线上。

【功能】和胃健脾，温中化湿。

【主治】腹痛腹胀，胃脘痛，急性胃肠炎，顽固性胃炎，呕吐，呃逆，失眠。

【自我保健】指压按摩：用拇指指腹揉按中脘，以局部酸胀为宜。灸法：艾条温灸10~20分钟。

上脘 Shàngwǎn

【精准定位】在上腹部，脐中上5寸，前正中线上。

【功能】和胃降逆，宽胸宁神。

【主治】胃脘疼痛，呕吐，呃逆，食欲不振，痢疾。

【自我保健】指压按摩：用拇指指腹揉按上脘，以局部酸胀为宜。灸法：艾条温灸10~20分钟。

任脉

巨阙 Jùquè（心募穴）

【精准定位】在上腹部，脐中上6寸，前正中线上。

【功能】化痰宁心，理气和胃。

【主治】心痛，心烦，健忘，癫狂痫。

【自我保健】指压按摩：用拇指指腹揉按巨阙，以局部酸胀为宜。灸法：艾条温灸10~20分钟。

鸠尾 Jiūwěi（络穴、膏之原穴）

【精准定位】在上腹部，剑胸结合部下1寸，前正中线上。

【功能】宽胸利膈，宁心定志。

【主治】心悸，心痛，癫狂痫，胃痛，食欲不振。

【自我保健】指压按摩：用拇指点按鸠尾，以局部酸胀为宜。灸法：艾条温灸10~20分钟。

膻中　在胸部，平第4肋间，前正中线上（约是两乳头连线中点）

中庭　在胸部，平第5肋间，前正中线上

鸠尾　从胸骨最下端沿前正中线直下1横指处

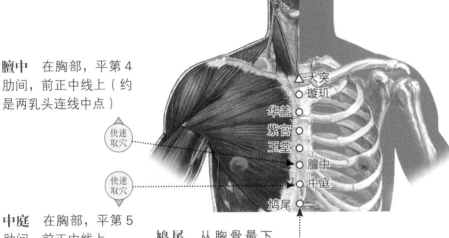

快速取穴

△天突
○璇玑
华盖
紫宫
玉堂
膻中
中庭
鸠尾

中庭 Zhōngtíng

【精准定位】在胸部，剑胸结合中点处，前正中线上。

【功能】宽胸理气，降逆止呕。

【主治】心痛，胸满，呕吐等。

【自我保健】指压按摩：用拇指揉按中庭，以局部酸胀为宜。灸法：艾条温灸5~10分钟。

膻中 Dànzhōng（心包募穴、气会穴）

【精准定位】在胸部，横平第4肋间隙，前正中线上。

【功能】理气宽胸，平喘止咳。

【主治】胸闷，气喘，心悸，产妇乳少，小儿吐乳。

【自我保健】指压按摩：用拇指指腹揉按膻中，以局部酸胀为宜。灸法：艾条灸10~20分钟。

取穴速查
腧穴定位
肺　经
大肠经
胃　经
脾　经
心　经
小肠经
膀胱经
肾　经
心包经
三焦经
胆　经
肝　经
督　脉
任脉

玉堂 Yùtáng

【**精准定位**】在胸部，横平第3肋间隙，前正中线上。

【**功能**】止咳平喘，理气宽胸，活络止痛。

【**主治**】咳嗽，气短，哮喘，咽喉肿痛。

【**自我保健**】指压按摩：用拇指指腹揉按玉堂，以局部沉胀为宜。灸法：艾条温灸 5~10 分钟。

紫宫 Zǐgōng

【**精准定位**】在胸部，横平第2肋间隙，前正中线上。

【**功能**】理气平喘，止咳化痰。

【**主治**】咳嗽，气喘，胸胁支满，胸痛等。

【**自我保健**】指压按摩：用拇指指腹揉按紫宫，以局部沉胀为宜。灸法：艾条温灸 5~10 分钟。

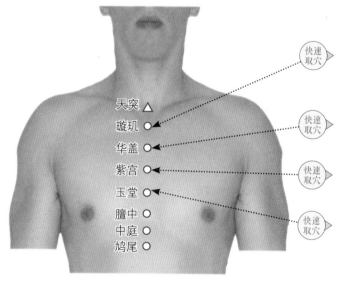

天突△
璇玑○
华盖○
紫宫○
玉堂○
膻中○
中庭○
鸠尾○

快速取穴 ▷ **璇玑** 仰卧，从天突沿前正中线向下 1 横指处

快速取穴 ▷ **华盖** 在胸部，平第 1 肋间，前正中线上

快速取穴 ▷ **紫宫** 在胸部，平第 2 肋间，前正中线上

快速取穴 ▷ **玉堂** 在胸部，平第 3 肋间，前正中线上

华盖 Huágài

【**精准定位**】在胸部，横平第1肋间隙，前正中线上。

【**功能**】止咳平喘，利咽止痛。

【**主治**】咳嗽，气喘，胸胁支满，胸痛。

【**自我保健**】指压按摩：用拇指指腹揉按华盖，以局部沉胀为宜。灸法：艾条温灸 5~10 分钟。

璇玑 Xuánjī

【**精准定位**】在胸部，胸骨上窝下 1 寸，前正中线上。

【**功能**】宽胸理气，止咳平喘。

【**主治**】咳嗽，气喘，胸痛，咽喉肿痛。

【**自我保健**】指压按摩：用拇指指腹揉按璇玑，以局部沉胀为宜。灸法：艾条温灸 5~10 分钟。

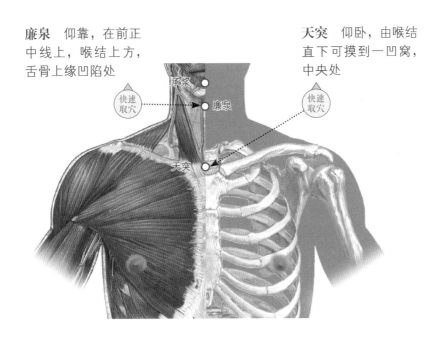

廉泉 仰靠，在前正
中线上，喉结上方，
舌骨上缘凹陷处

天突 仰卧，由喉结
直下可摸到一凹窝，
中央处

承浆

快速
取穴

廉泉

快速
取穴

天突

取穴速查
腧穴定位
肺 经
大肠经
胃 经
脾 经
心 经
小肠经
膀胱经
肾 经
心包经
三焦经
胆 经
肝 经
督 脉
任 脉

天突 Tiāntū

【精准定位】在颈前区，胸骨上窝中央，前正中线上。

【功能】宣肺平喘，清音止嗽。

【主治】哮喘，咳嗽，咯吐脓血，咽喉肿痛。

【自我保健】指压按摩：用指腹按压天突，以局部酸胀为宜。灸法：艾条灸 5~15 分钟。

廉泉 Liánquán

【精准定位】在颈前区，喉结上方，舌骨上缘凹陷中，前正中线上。

【功能】通利咽喉，增液通窍。

【主治】舌下肿痛，舌强不语，咳嗽，口舌生疮。

【自我保健】指压按摩：用指腹点压廉泉，以局部酸胀，舌根及咽喉部感觉发紧为止。灸法：艾条灸 10~20 分钟。

取穴速查

腧穴定位

肺经

大肠经

胃经

脾经

心经

小肠经

膀胱经

肾经

心包经

三焦经

胆经

肝经

督脉

任脉

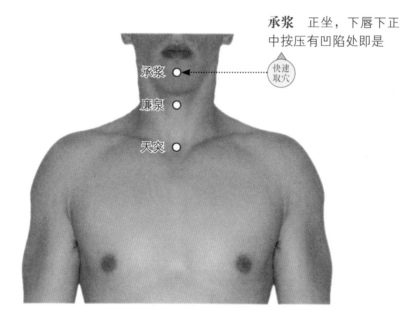

承浆　正坐，下唇下正中按压有凹陷处即是

承浆

廉泉

天突

快速取穴

承浆 Chéngjiāng

【**精准定位**】在面部，颏唇沟的正中凹陷处。

【**功能**】祛风通络，镇静消渴。

【**主治**】中风昏迷，癫痫，口眼歪斜，牙龈肿痛。

【**自我保健**】指压按摩：用指腹按压承浆，以局部酸胀为宜。灸法：艾条灸 5~15 分钟。

穴位名称笔画索引

186